中国医学临床百家

柳忠豪　张庆泉 ◎ 主编

口鼻外科诊疗理念 与临床实践

柳忠豪 张庆泉 2023 观点

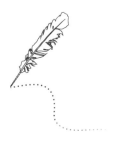

科学技术文献出版社
SCIENTIFIC AND TECHNICAL DOCUMENTATION PRESS

·北京·

图书在版编目（CIP）数据

口鼻外科诊疗理念与临床实践柳忠豪 张庆泉 2023 观点/柳忠豪，张庆泉主编. —北京：科学技术文献出版社，2023.11
ISBN 978-7-5235-0814-5

Ⅰ.①口… Ⅱ.①柳… ②张… Ⅲ.①口腔疾病—诊疗 ②鼻疾病—诊疗
Ⅳ.① R78 ② R765

中国国家版本馆 CIP 数据核字（2023）第 190475 号

口鼻外科诊疗理念与临床实践柳忠豪 张庆泉 2023 观点

策划编辑：胡 丹　责任编辑：胡 丹　责任校对：张吲哚　责任出版：张志平

出 版 者	科学技术文献出版社
地　　　址	北京市复兴路 15 号　邮编　100038
编 务 部	（010）58882938，58882087（传真）
发 行 部	（010）58882868，58882870（传真）
邮 购 部	（010）58882873
官 方 网 址	www.stdp.com.cn
发 行 者	科学技术文献出版社发行　全国各地新华书店经销
印 刷 者	北京地大彩印有限公司
版　　　次	2023 年 11 月第 1 版　2023 年 11 月第 1 次印刷
开　　　本	710×1000　1/16
字　　　数	152 千
印　　　张	15.25　彩插 16 面
书　　　号	ISBN 978-7-5235-0814-5
定　　　价	138.00 元

《中国医学临床百家》 总序

Preface

韩启德

　　欧洲文艺复兴后，以维萨利发表《人体构造》为标志，现代医学不断发展，特别是从 19 世纪末开始，随着科学技术成果大量应用于医学，现代医学发展日新月异，发生了根本性的变化。

　　在过去的一个世纪里，我国现代化进程加快，现代医学也急起直追。但由于启程晚，经济社会发展落后，在相当长的时期里，我国的现代医学远远落后于发达国家。记得 20 世纪 50 年代，我虽然生活在上海这个最发达的城市里，但是母亲做子宫切除术还要到全市最高级的医院才能完成；我患猩红热继发严重风湿性心包炎，只在最严重昏迷时用过一点青霉素。20 世纪 60—70 年代，我从上海第一医学院毕业后到陕西农村基层工作，在很多时候还只能靠"一根针，一把草"治病。但是改革开放仅仅 30 多年，我国现代医学的发展水平已经接近发达国家。可以说，世界上所有先进的诊疗方法，中国的医生都能做，有的还做得更好。更为可喜的是，近年来我国医学界开始取得越来越多的原创性成果，在某些点上已经处于世界领先地位。中国医生已经不再盲从发达国家的疾病诊疗指南，而能根据我们自己的经验和发现，根据我国自己的实际情况制定临床标准和规范。我们越来越有自己的东西了。

要把我们"自己的东西"扩展开来，要获得越来越多"自己的东西"，就必须加强学术交流。我们一直非常重视与国外的学术交流，第一时间掌握国外学术动向，越来越多地参与国际学术会议，有了"自己的东西"也总是要在国外著名刊物去发表。但与此同时，我们更需要重视国内的学术交流，第一时间把自己的创新成果和可贵的经验传播给国内同行，不仅为加强学术互动，促进学术发展，更为学术成果的推广和应用，推动我国医学事业发展。

我国医学发展很不平衡，经济发达地区与落后地区之间差别巨大，先进医疗技术往往只有在大城市、大医院才能开展。在这种情况下，更需要采取有效方式，把现代医学的最新进展以及我国自己的研究成果和先进经验广泛传播开去。

基于以上考虑，科学技术文献出版社精心策划出版《中国医学临床百家》丛书。每本书涵盖一种或一类疾病，由该疾病领域领军专家撰写，重点介绍学术发展历史和最新研究进展，并提供具体临床实践指导。临床疾病上千种，丛书拟以每年百种以上规模持续出版，高时效性地整体展示我国临床研究和实践的最高水平，不能不说是一个重大和艰难的任务。

我浏览了丛书中已经完稿的几本书，感觉都写得很好，既全面阐述了有关疾病的基本知识及其来龙去脉，又介绍了疾病的最新进展，包括笔者本人及其团队的创新性观点和临床经验，学风严谨，内容深入浅出。相信每一本都保持这样质量的书定会受到医学界的欢迎，成为我国又一项成功的优秀出版工程。

《中国医学临床百家》丛书出版工程的启动，是我国现代医学百年进步的标志，也必将对我国临床医学发展起到积极的推动作用。衷心希望《中国医学临床百家》丛书的出版取得圆满成功！

　　是为序。

2016 年作于北京

序 言
Preface

　　在医学科学技术快速发展的今天，各学科专业持续融合发展，医学工作者必须在临床工作中对边缘学科疾病不断地探索研究，才能紧跟时代步伐。

　　临床医学始终是在不断发现、否定、创新、拓展中发展。随着鼻内镜技术的问世和相关微创手术的开展，不同的内镜技术正在蓬勃发展。口腔颌面外科、口腔种植科与耳鼻咽喉科有着千丝万缕的联系，诸多边缘学科疾病的诊治理念与方法也有了很大的变化，如鼻眼相关外科、鼻颅底相关外科手术均获得了良好的临床效果，相关的新专业也在国内外相继成立和开展工作。

　　口腔、上颌骨与鼻腔鼻窦邻近的诸多组织、器官相关疾病的微创手术变化始于上颌骨囊肿类手术，相关口腔内镜技术也在不断进步。柳忠豪、张庆泉教授团队联合使用鼻内镜技术开展了邻近鼻底的上颌骨各种囊肿的鼻内开窗手术，取得了很好的临床效果；之后又开展了口腔内镜技术相关手术，并成立了口鼻相关外科，经过深入的研究，相关技术逐步成熟，口鼻相关外科理念也逐步建立。他们编撰此书来介绍该技术、表达医院团队诊疗的观点、供临床医师借鉴应用，这种形式值得赞赏和发扬。

　　此书展示滨州医学院附属烟台口腔医院口腔颌面外科、口腔种植科和耳鼻咽喉头颈外科联合团队多年来密切合作、深入研究的临床成果。他们的口鼻相关手术视频报道与临床案例报道曾被中华医学会的《中国临床案例成果数据库》收录，现结合国内外关于口鼻相关疾病的探索研究汇集成书呈献给大家，相信对口腔颌面外科、口腔种植科、正畸科、耳鼻咽喉头颈外科等专业的发展一定会有借鉴与帮助。

　　以上寥寥数语，仅作序言。

北京协和医院口腔种植中心教授　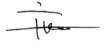

山东大学齐鲁医院耳鼻咽喉头颈外科教授　

2023 年 5 月 28 日

主编简介
Author introduction

柳忠豪，主任医师、教授、博士研究生导师。滨州医学院口腔医学院、滨州医学院附属烟台口腔医院（烟台市口腔医院）院长。在各类牙缺失的种植修复治疗、数字化微创精准口腔种植治疗、各种复杂骨增量技术、种植并发症防治等领域有较高的造诣。

国际口腔种植学会中国分会教育部主任、专家组成员，中国牙病防治基金会副理事长，中华口腔医学会口腔种植专业委员会常务委员、计算机专业委员会常务委员、口腔美学专业委员会常务委员、口腔医学教育专业委员会常务委员，国际牙医师学院院士，山东省口腔医学会副会长、口腔美学专业委员会主任委员、口腔种植专业委员会候任主任委员，烟台市口腔医学会会长。

在国际及国家级核心期刊发表论文 100 余篇，主编、参编、参译著作 10 余部。《口腔医学研究》杂志副主编，《上海口腔医学》《中国口腔种植学杂志》等国内专业期刊编委。指导和培养博士、硕士研究生 40 余名。

张庆泉，主任医师、二级教授、硕士研究生导师。享受国务院政府特殊津贴专家。曾任烟台毓璜顶医院耳鼻咽喉头颈外科主任、教研室主任、学科带头人；现任职于滨州医学院附属烟台口腔医院耳鼻咽喉科、口鼻外科，特聘首席专家。

先后担任过中华医学会耳鼻咽喉头颈外科学分会咽喉学组和嗓音学组委员，中国艺术医学协会耳鼻咽喉科分会常务委员，中国中西医结合学会耳鼻咽喉科专业委员会常务委员、嗓音专业委员会常务委员，中国医师协会睡眠医学专业委员会委员，中国研究型医院学会睡眠医学专业委员会委员，山东省医学会耳鼻咽喉头颈外科学分会副主任委员，山东省医师协会耳鼻咽喉科分会副主任委员，山东中西医结合学会睡眠医学专业委员会副主任委员。

《中华医学杂志》《中华医学杂志（英文版）》专业审稿人；《中华耳鼻咽喉头颈外科杂志》《中华耳科学杂志》《中国耳鼻咽喉头颈外科》《中国中西医结合耳鼻咽喉科杂志》编委；《中国医学文摘耳鼻咽喉科学》常务编委；《山东大学耳鼻喉眼学报》副主编。

获得全国五一劳动奖章、中国医师奖、山东省先进工作者、省市有突出贡献的中青年专家、省市十佳医师等20余项荣誉。

前 言
Foreword

医学科学技术的发展是随着现代科技的前进而前进，科技进步带动着各种疾病诊断治疗技术的发展，医务人员也积极投入到发展的洪流中，口腔颌面外科、口腔种植科和耳鼻咽喉头颈外科都在高速发展中，滨州医学院附属烟台口腔医院的现状就体现了这一鲜明的特点。

由于各个专业分工的原因，具体的分科界限比较明确，虽利于医务人员专注于本专业疾病深入研究，但也有不足。鼻腔鼻窦邻近的上颌骨、牙槽骨、腭骨、牙齿等，由于专业的划分和疾病原有诊疗模式的存在，限制了疾病治疗的发展，如上颌骨囊肿既可以向唇部、腭部膨胀发展，也可以向鼻底和上颌窦底扩展，这就带来了问题，按照专业划分应该属于口腔医学的诊治范畴，可是如果囊肿主要突入鼻底和上颌窦内，口腔专业医师从口内进行手术就有很大的难度，原有的手术方式也为患者带来了饮食、生活和社交的困难，是亟待解决的边缘学科难题。

近年来，由于鼻内镜技术的发展，众多微创技术正在蓬勃开展，边缘学科疾病的诊疗也在互相融合，最明显的就是经鼻的鼻内镜下泪囊手术、经鼻的视神经减压手术、经鼻的脑脊液鼻漏修补技术获得了很好的临床效果，诸多研究相继问世，鼻眼相关外科学和鼻颅底相关外科学也相继成立。

相对于鼻眼相关外科、鼻颅底相关外科，鼻部邻近的口腔、上颌骨诸多相关疾病的内镜微创手术相对滞后。我们在上颌骨诸多囊肿的经唇部、腭部入路手术基础上，借助鼻内镜技术，开展了各种上颌骨不同囊肿经鼻的鼻内镜下手术，后来又开展了经口的上、下颌骨病变内镜手术，逐步开展了各种腺体和口腔颌面肿瘤的内镜手术，口鼻相关外科、口腔内镜技术逐步完善和成熟，理念逐步建立，成立了口鼻外科，各种工作也在临床持续推广使用。

此书的编撰参阅了国内外近几年的主要文章。对口鼻相关疾病的研究，国际上的临床工作仍然主要限于唇内和腭部入路，以及大腭瓣手术，也有鼻内镜手术的报道；国内的诊疗工作已经日益深入开展，开创了许多新的口鼻相关疾病诊疗技术。

本书主要由滨州医学院附属烟台口腔医院的医护人员完成，也得到了社会各界领导、专家的大力支持，在此表示感谢！

本书由北京协和医院口腔种植中心的宿玉成教授和山东大学齐鲁医院耳鼻咽喉头颈外科的潘新良教授作序，全国专家同道在工作上给予我们很多支持和帮助，也给予了本书很大的支持，在此也向支持书籍编写工作的诸位表示感谢！

科学技术文献出版社的大型出版项目——中国医学临床百家，策划出版全国知名专家的个人观点丛书，为我们提供了向国内外口腔颌面外科、耳鼻咽喉头颈外科同道们展现系列研究的新成果的机会。在此一并向出版社和编辑们致谢!

本书结合我们的研究资料和临床病例及国内外的报道做了深入的探讨,表达了我们对口鼻相关外科学和口腔内镜临床应用的观点,由于水平有限,参考文献也不一定齐全,可能有缺点或引用理解错误,希望同道们批评指正。

2023 年 5 月 28 日

口鼻外科诊疗理念与临床实践
柳忠豪 张庆泉 2023 观点
编 委 会

目 录
Contents

口鼻外科之颌面外科篇——多生牙、异位牙手术

口鼻外科之口腔种植篇——上颌窦与种植

辅助科学技术在口鼻外科的应用

口鼻外科基础总论篇

本篇详细介绍了口鼻外科相关的解剖结构，重点介绍上颌骨、牙槽骨、牙齿和鼻腔、上颌窦等解剖部位。重中之重是上颌窦解剖，涉及上颌窦底部、鼻腔底部，以及上颌窦血供、上颌窦名词称谓的异同，还有鼻腔黏膜、上颌窦黏膜的层次构成及功能。特别是对于施耐德膜，根据专业的不同，关注重点也不尽相同。

本篇总负责人　柳忠豪　张庆泉

1　口鼻外科相关解剖

口鼻外科主要涉及鼻腔、上颌窦、口腔颌面部等部位，其中，鼻底、上颌窦底、口腔腭部、上颌牙槽、牙齿等结构相关性更高。本部分重点介绍与口鼻外科密切相关部位的解剖。

1.1　鼻的应用解剖学

鼻（nose）由外鼻、鼻腔和鼻窦 3 个部分构成。鼻腔的三维解剖结构是维持正常生理功能的基础。鼻腔为一个不规则腔隙，其内结构复杂，尤以外侧壁最具代表性。每侧鼻腔借助深在而隐蔽的鼻窦开口分别与 4 组鼻窦相交通。鼻窦分别与眼眶、前颅底及中颅底（颈内动脉颅内段及海绵窦）等构成复杂的毗邻关系，是鼻眼外科及鼻神经外科的解剖学基础。

我们关注的鼻腔底部、上颌窦底部，这些骨结构和相关黏膜、神经、血管构成口鼻相关的毗邻关系，即鼻口腔外科，我们称之为口鼻外科的解剖学基础。

1.1.1 外鼻

外鼻由皮肤、骨和软骨构成。外观呈三棱锥体状，前棱上部为鼻根，向下依次为正中部鼻梁及鼻尖。左右两棱为鼻背。鼻尖两侧的半圆形膨隆部分为鼻翼。三棱锥体的底部为鼻底，由鼻中隔软骨的前下缘及鼻翼软骨内侧脚构成鼻小柱，由鼻底向前延续形成左、右前鼻孔。鼻翼向外下与面颊交界处有一条浅沟，即鼻唇沟。外鼻软骨支架主要由鼻外侧软骨和大翼软骨组成，骨支架则由鼻骨、额骨鼻突和上颌骨额突组成。

外鼻的前部与口腔上唇毗邻，是上颌骨前部囊肿能够累及鼻前庭及鼻腔底部的连接点，也是口鼻解剖区域前部的理论基础。

鼻骨成对，其上缘、外侧缘、下缘分别与额骨、上颌骨额突、鼻外侧软骨上缘连接，鼻骨后面的鼻骨嵴则与额棘、筛骨垂直板和鼻中隔软骨连接。鼻骨（上）与上颌骨额突（外）及腭突（下）共同形成梨状孔。

梨状孔的下部是上颌骨前部各种骨囊肿所累及的范围，口鼻相关外科的疾病真正影响到鼻骨的较少，上颌骨巨大囊肿可以影响到梨状孔的上部边缘，甚至鼻骨。

鼻外侧软骨（或称鼻背板）、鼻中隔软骨、鼻骨和上颌骨额突共同支持鼻背。大翼软骨呈马蹄形，有两脚，外侧脚构成鼻翼支架，左右内侧脚夹住鼻中隔软骨前下缘构成鼻小柱支架。另有鼻副软骨（小翼软骨和籽状软骨）充填于鼻外侧软骨和大翼软骨之间。

鼻翼和鼻小柱是外鼻前部的结构，是鼻前庭囊肿、鼻腭囊肿、鼻球状囊肿、上颌骨的 2~3 牙齿的囊肿所能够累及的范围。

鼻尖、鼻翼及鼻前庭皮肤较厚，并与其下的脂肪纤维组织及软骨膜连接紧密，出现炎症时皮肤稍有肿胀就会压迫神经末梢，痛感明显。鼻尖及鼻翼处皮肤含较多汗腺和皮脂腺，易发生痤疮、疖肿或形成酒渣鼻。

静脉回流：外鼻的静脉主要经内眦静脉和面静脉汇入颈内静脉，内眦静脉又可经眼上、下静脉与海绵窦相通。面部静脉无瓣膜，血液可双向流动，鼻部皮肤感染（如疖肿）可造成致命的海绵窦血栓性静脉炎。临床上将鼻根部与上唇三角形区域称为"危险三角区"。

神经：运动神经为面神经，感觉神经主要是三叉神经第 1 支（眼神经）和第 2 支（上颌神经）的一些分支，即筛前神经、滑车上神经、滑车下神经和眶下神经。

淋巴回流：外鼻的淋巴主要汇入下颌下淋巴结和腮腺淋巴结。

1.1.2 鼻腔

鼻腔（nasal cavity）左右各一，其冠状切面呈三角形，矢状切面上内侧壁及外侧壁均呈四边形。一般鼻腔指固有鼻腔，其经鼻内孔［鼻翼内侧弧形的隆起，也称鼻阈（nasal limen）］与鼻前

中国医学临床百家

庭（nasal vestibule）交通。鼻前庭前界为前鼻孔，后界为鼻内孔。该处有皮肤覆盖，特征是皮肤长有鼻毛，并富含皮脂腺和汗腺，故易发生疖肿，由于皮肤与软骨紧密连接，一旦发生疖肿，疼痛明显。

（1）固有鼻腔。前界为鼻内孔，后界为后鼻孔，有内、外、顶、底四壁。

1）顶壁。呈穹隆状，前段倾斜上升，由鼻骨和额骨鼻突构成；后段倾斜向下，即蝶窦前壁；中段水平，即分隔颅前窝的筛骨水平板，属颅前窝底的一部分，板上多孔（筛孔），故又名筛板（cribriform plate），嗅区黏膜的嗅丝通过抵达颅内。筛板菲薄而脆，前颅底骨折等外伤或在该部位施行鼻腔手术时容易受到损伤。

2）底壁，即硬腭的鼻腔面。与口腔相隔，前 3/4 由上颌骨腭突、后 1/4 由腭骨水平部构成。这是口鼻外科重点关注的部位，上颌骨的诸多囊肿和病变都可以累及鼻底，口鼻外科的起始就是从鼻底疾病的诊疗开始，是重点部位。

3）内侧壁，即鼻中隔（nasal septum）。由鼻中隔软骨、筛骨正中板（又称筛骨垂直板）、犁骨和上颌骨腭突组成。由于出生后在生长过程中骨与软骨之间张力曲线作用的不均衡，或许受遗传因素的影响，鼻小柱与鼻中隔方形软骨前方、方形软骨后方与筛骨垂直板及后下方与犁骨、上颌骨腭突的结合点，通常容易成为鼻中隔偏曲的关键部位。矫正鼻中隔偏曲时可以通过条形切除部分软骨或骨结构即可达到解除张力恢复中隔正常形态的目的。软骨膜和骨膜外覆有黏膜。鼻中隔最前下部的黏膜下血管密集，分别由颈内动脉系统和颈外动脉系统的分支汇聚成血管丛。该区即利特尔区，是鼻出血的好发部位。

发生于鼻部中线的囊肿，如鼻腭囊肿、腭正中囊肿等均围绕鼻中隔的两侧隆起，一般一侧偏重，一侧偏轻，这是发生于鼻中线的囊肿的特点。

4）后鼻孔。主要由蝶骨体（上）、蝶骨翼突内侧板（外）、腭骨水平部后缘（底）、犁骨后缘（内，即左右后鼻孔分界）围绕而成。双侧后鼻孔经鼻咽部交通。

5）外侧壁。分别由上颌骨、泪骨、鼻甲骨、筛骨（内壁）、腭骨垂直板及蝶骨翼突构成。鼻腔外侧壁从下向上有 3 个呈阶梯状排列的长条骨片，分别称为下、中、上鼻甲，其大小依次缩小约 1/3，其前端的位置则依次后移约 1/3。每个鼻甲的下方与鼻腔外侧壁均形成一个间隙，分别称为下、中、上鼻道。

①下鼻甲和下鼻道。下鼻甲骨为一个单独呈水平状卷曲的薄骨，附着于上颌骨内侧壁和腭骨垂直板。其上缘中部的泪突与泪骨连接，并与上颌骨额突后面的骨槽共同形成鼻泪管；其上缘后部的筛突连接中鼻道钩突的尾端，共同参与上颌窦自然口和鼻囟门的构成；其外侧面与鼻腔外侧壁及下鼻甲附着部共同形成下鼻道。下鼻甲后端距离咽鼓管咽口仅 1.0 ~ 1.5 cm，病理状态下（如下鼻甲肿胀及肥大）可直接影响咽鼓管的开放功能。下鼻道顶呈穹隆状，在其顶端有鼻泪管开口，经下鼻道行上颌窦开窗术时其窗口的高度应限制在下鼻甲附着处以下 0.5 cm，以免损伤鼻泪管开口。下鼻道外侧壁前段近下鼻甲附着处（上颌窦内侧壁的一部分）骨质较薄，是上颌窦穿刺冲洗的最佳进针位置。

下鼻道是两侧上颌骨囊肿累及上颌窦时最容易侵犯的部位，也是上颌窦内手术的途径，在口鼻外科的临床诊断和治疗中居于重要的位置。下鼻甲部分遮盖下鼻道的突起，手术时为了较好地暴露下鼻道前端，需要将下鼻甲前端骨折内移，更好地暴露手术入路部分。下鼻道入路是处理上颌窦底部病变必经之路。

②中鼻甲和中鼻道。中鼻甲为筛窦内侧壁的标志，可以分为前部和后部两部分。中鼻甲前部附着于筛窦顶壁和筛骨水平板交界处的前颅底骨。鼻内镜手术操作一般在中鼻甲外侧进行，以免损伤筛板出现脑脊液漏。中鼻甲后部向后延伸，其附着处逐渐发生方位的改变，由前部的前后位转向外侧附着在鼻腔外侧壁（纸样板）的后部，使中鼻甲的后附着部呈从前上向后下倾斜的冠状位，这一部分中鼻甲被称为中鼻甲基板。中鼻甲最后部向下附着于腭骨垂直突至筛嵴处的鼻腔外侧壁，该附着处恰好位于蝶腭孔前方。中鼻甲基板将筛窦分为前组筛窦和后组筛窦。中鼻甲常见的变异包括中鼻甲气化和中鼻甲反向弯曲。中鼻甲后端附着处的后上方，距后鼻孔上界的上后方约 12 mm 处为蝶腭孔所在位置，有同名血管及神经通过。以中鼻甲前部下方游离缘水平为界，其上方鼻甲与鼻中隔之间的间隙被称为嗅沟或嗅裂；在该水平以下，鼻甲与鼻中隔之间的不规则腔隙则称总鼻道。中鼻道外侧壁上有两个隆起，前下者呈弧形嵴状隆起，名钩突；后上者名筛泡，属筛窦结构；两者之间有一半月形裂隙，名半月裂孔。半月裂孔向前下和外上逐渐扩大的漏斗状空间，名筛漏斗或筛隐窝。

中鼻道通过半月裂孔这条二维的、矢状位走向的裂隙与筛漏斗相互联系。筛漏斗是一个真正的三维空间，以钩突为内界，眶纸板为外界，前上为上颌骨额突，外上为泪骨。向内经半月裂孔与中鼻道沟通，前上部为额隐窝，额窦经额隐窝开口于筛漏斗的前上端，其后便是前组筛窦开口，最后为上颌窦开口。

钩突大部分为 3 层结构，即前内侧的鼻腔或中鼻道黏膜、筛骨及更靠后外侧的筛隐窝黏膜。向上翻起中鼻甲，从矢状面的大体解剖标本上可以很容易地观察到钩突。钩突呈矢状走向，几乎与筛泡平行。钩突宽 5 ~ 10 mm，长 15 ~ 20 mm。钩突后缘由于无骨性附着处，故几乎呈游离状态。钩突前上方附着于上颌骨筛嵴，恰好位于中鼻甲前端与鼻丘在鼻腔外侧壁附着处之下，与泪骨后部融合；前下方无骨性连接；后下连于下鼻甲骨的筛突，该附着处骨质较厚，钩突常在此分岔或增宽，进而与坚固的下鼻甲骨融合；钩突后上界分出一个小的骨性突起附着于腭骨垂直板。

筛泡是前筛最大、最恒定的气房。其位于中鼻道，恰好在钩突之后、中鼻甲基板之前。筛泡以眶纸板为基底，向内突入中鼻道。筛泡外观状如气泡，即像一个中空、壁薄、圆形的骨性突起。筛泡前壁向上能伸至前颅底，形成额隐窝的后界；筛泡向后与中鼻甲基板融为一体。以筛漏斗为中心的解剖结构，包括中鼻甲、钩突、筛泡、半月裂孔，以及额窦、前组筛窦和上颌窦的自然开口等，称为窦口鼻道复合体。

中鼻道为上颌窦内镜手术的常规入路，一般耳鼻咽喉科对常规上颌窦病变的处理都可以经此入路，最适用于上颌窦炎性病变，而处理上颌窦底部的病变，则需要下鼻道入路，或联合入路。

③上鼻甲和上鼻道。上鼻甲是 3 个鼻甲中最小的一个，属筛骨结构，位于鼻腔外侧壁上后部。有时仅为一条黏膜皱襞。后组

筛窦开口于上鼻道。上鼻甲后端的后上方有蝶筛隐窝，是蝶窦开口所在。

（2）鼻腔黏膜。包括嗅区黏膜和呼吸区黏膜，前者约占成人鼻黏膜的 1/3。

1）嗅区黏膜。分布在鼻腔顶中部、向下至鼻中隔上部及鼻腔外侧壁上部等嗅裂区域。活体状态下嗅区黏膜略呈棕黄色。嗅区黏膜为假复层无纤毛柱状上皮，由支持细胞、基细胞及嗅细胞组成。嗅细胞为具有嗅毛的双极成神经细胞，其顶部的树突呈棒状伸向细胞表面，末端膨大成球状（嗅泡），并由此膨大发出 10～30 根纤毛，感受嗅觉；其基部伸出细长的轴突，在黏膜固有层形成无髓鞘的神经纤维，穿过筛骨水平板进入颅内，止于嗅球。黏膜固有层中的嗅腺可分泌浆液性物质，辅助嗅觉功能。

2）呼吸区黏膜。鼻腔前 1/3 自前向后的黏膜上皮是鳞状上皮、移行上皮和假复层柱状上皮（仅部分细胞具有纤毛），鼻腔后 2/3 为假复层纤毛柱状上皮，后者由纤毛细胞、柱状细胞、杯状细胞和基底细胞组成。呼吸区鼻黏膜所有柱状上皮，无论有无纤毛，其表面均有微绒毛，后者呈现典型的"9＋2"结构，即纤毛外围 9 组成对的二联微管和中央的 2 条中心微管。纤毛朝鼻咽方向摆动。无纤毛柱状细胞数量较少，其表面有丰富的微绒毛，用以保持黏膜的湿度。杯状细胞内含大量黏液颗粒，具有分泌功能。黏膜下层具有丰富的黏液腺和浆液腺，为鼻分泌物的主要来源之一。鼻分泌物在黏膜表面形成随纤毛运动而向后移动的黏液毯，后者由外层的黏蛋白及内层供纤毛运动的水样层组成。黏液毯对鼻黏膜形成保护。鼻黏膜血管的特征为内皮基膜不连续（利于物质交换）、小动脉壁缺乏弹力层（对化学物质的作用敏感）及毛细血管与小静脉之间形成的海绵状血窦利于反射性膨胀。此外，在黏膜固有层和黏膜下层还有多种免疫活性细胞，如浆细胞、淋巴细胞、肥大细胞等。

鼻腔鼻窦黏膜如上所述，都是由 3 层组织组成的黏膜结构，最外层为假复层纤毛柱状上皮，中间为黏膜下层和黏膜固有层，贴近骨质的为骨膜层，口腔颌面外科、种植科和耳鼻咽喉头颈外科的专业不同，所研究的黏膜层次不同，耳鼻咽喉头颈外科重点研究最外层，强调黏膜上皮和纤毛的功能，部分牵扯黏膜下层和固有层的腺体；而种植科和口腔颌面外科则重点关注的是骨膜层，因为牵扯上颌窦底提升时的植骨问题，具体内容在相关部分具体阐述。

（3）鼻腔血管。动脉主要来自颈内动脉系统的分支眼动脉（ophthalmic artery）和颈外动脉系统的分支上颌动脉（internal maxillary artery）。

1）眼动脉。自视神经管入眶后分出筛前动脉和筛后动脉。两者穿过相应的筛前孔和筛后孔进入筛窦，均紧贴筛顶横行于骨嵴形成的凹沟或骨管中，然后离开筛窦，进入颅前窝，沿筛板前行穿过鸡冠旁小缝进入鼻腔。筛前动脉供应前、中筛窦和额窦，以及鼻腔外侧壁和鼻中隔的前上部。筛后动脉则供应后筛窦，以及鼻腔外侧壁和鼻中隔的后上部。筛前动脉横行于筛窦顶骨管中，是内镜鼻窦手术时筛顶的标志，其前即额隐窝。

2）上颌动脉。在翼腭窝内相继分出蝶腭动脉、眶下动脉和腭大动脉供应鼻腔，其中蝶腭动脉是鼻腔血供的主要动脉。蝶腭动脉经蝶腭孔进入鼻腔，分为内侧支和外侧支：外侧支分成数目不等的鼻后外侧动脉，并进一步分成下鼻甲支、中鼻甲支和上鼻甲支，供应鼻腔外侧壁后部、下部和鼻腔底；内侧支也叫鼻腭动脉，横行于鼻腔顶部，经蝶窦开口的前下方至鼻中隔后部，分出鼻后中隔动脉，供应鼻中隔后部和下部。鼻腭动脉、筛前动脉、筛后动脉、上唇动脉和腭大动脉，在鼻中隔前下部的黏膜下交互吻合，形成动脉丛，称之为利特尔动脉丛，是临床上鼻出血最常见的部位，此区称为利特尔区。眶下动脉经眶底的眶下管出眶下孔后，供应鼻腔外侧壁前段。腭大动脉出腭大孔后，经硬腭向前进入切牙管至鼻中隔的前下部。上唇动脉来自面动脉，其鼻中隔支参与形成利特尔动脉丛。

单纯上颌窦的血供对种植科植骨十分重要，特别是上颌窦底提升时的外入路部位，为上牙槽后动脉的走行区，其血供也更为细致，后面单独阐述，请见"3 上颌窦的血供"。

3）静脉回流。鼻腔前部、后部和下部的静脉汇入颈内、颈外静脉，鼻腔上部静脉则经眼静脉汇入海绵窦，亦可经筛静脉汇入颅内的静脉和硬脑膜窦（如上矢状窦）。鼻中隔前下部的静脉构成静脉丛，称克氏静脉丛，为该部位出血的重要来源，老年人下鼻道外侧壁后部近鼻咽处有表浅扩张的鼻后侧静脉丛，称为吴氏鼻—鼻咽静脉丛，常是后部鼻出血的主要来源。从解剖学角度考虑，可以把颈内、颈外动脉和静脉系统在鼻中隔前下部形成的动脉和静脉血管网分别称为利特尔动脉丛和克氏静脉丛，源于该区的出血很难区分动脉性或静脉性，故临床笼统将该区称为"易出血区"。

（4）鼻腔淋巴。鼻腔前 1/3 的淋巴管与外鼻淋巴管相连，汇入耳前淋巴结（腮腺淋巴结）及下颌下淋巴结。鼻腔后 2/3 的淋巴汇入咽后淋巴结及颈深淋巴结上群。鼻部恶性肿瘤可循上述途径发生转移。

（5）鼻腔的神经。包括嗅神经、感觉神经和自主神经。

1）嗅神经分布于嗅区黏膜。嗅细胞中枢突汇集成多数嗅丝穿经筛板上的筛孔抵达嗅球。嗅神经鞘膜为硬脑膜的延续，损伤嗅区黏膜或继发感染，可沿嗅神经进入颅内，引起鼻源性颅内并发症。

2）感觉神经来自三叉神经第 1 支（眼神经）和第 2 支（上颌神经）的分支。①眼神经，由其分支鼻睫神经分出筛前神经和筛后神经，与同名动脉伴行，进入鼻腔并分布于鼻中隔和鼻腔外侧壁上部的一小部分和前部。②上颌神经，穿过或绕过蝶腭神经节（又名 Meckel 神经节）后分出蝶腭神经，然后穿经蝶腭孔进入鼻腔分为鼻后上外侧支和鼻后上内侧支，主要分布于鼻腔外侧壁后部、鼻腔顶和鼻中隔。鼻后上内侧支又有一较大分支称鼻腭神经，斜行分布于鼻中隔后上部。从蝶腭神经又分出腭神经，后者又分出腭前神经（即腭大神经）入翼腭管内进而分出鼻后下神经进入鼻腔，分布于中鼻道、下鼻甲和下鼻道。此外，从上颌神经又分出眶下神经，后者分布于鼻前庭、上颌窦、鼻腔底和上唇。

3）自主神经。鼻黏膜血管的舒缩及腺体分泌均受自主神经控制。交感神经来自颈内动脉交感神经丛组成的岩深神经，副交感神经来自面神经分出的岩大神经。两者在翼管内组成翼管神经，后者穿过颅中窝底，途经蝶窦底的外下，于翼突根部出翼管，经蝶腭孔进入翼腭窝的蝶腭神经节，然后分支分布于鼻腔。交感神经在神经节内不交换神经元，主司鼻黏膜血管收缩；副交感神经在神经节内交换神经元，主司鼻黏膜血管扩张和腺体分泌。正常情况下，鼻腔自主神经的作用互相制约。

支配鼻部的神经涉及的临床症状主要是外鼻前部和上唇部的感觉正常与否，前部的囊肿可以影响鼻腭神经，偏两侧的囊肿可以影响三叉神经第 2 支的末梢感觉，麻木感出现与否、手术前后麻木感的变化都是观察的重点。

1.1.3　鼻窦

鼻窦（nasal sinuses）左右成对，共 4 对，分别是上颌窦、筛窦、额窦和蝶窦。与鼻腔的发育不同，鼻窦主要在出生后发育。依照窦口引流的位置和方向及各个鼻窦的位置，将鼻窦分为前、后两组：前组鼻窦包括上颌窦、前组筛窦和额窦，窦口引流均位于中鼻道；后组鼻窦包括后组筛窦和蝶窦，前者窦口引流至上鼻道，后者窦口开口于上鼻道后上方的蝶筛隐窝。对口鼻外科意义重大的是上颌窦，将在"2 上颌窦的解剖"具体阐述。

我们口鼻外科关注的上颌窦部分，上颌窦底部是重点，尽管其他各壁都要重视，但是底部是最重要的，相对来说，上壁是相关度最低的。由于近年来种植科的业务量增加，上颌窦底的提升植骨又被提到重要的地位，上颌窦底与牙槽骨骨量的多少、上颌窦底黏膜的健康与否都是至关重要的。

1.2　口腔的应用解剖

口腔（mouth or oral cavity）前始于唇和颊，止于腭舌弓，并延伸到口咽。口腔以牙为界，分为口腔前庭和固有口腔。口腔的顶部为腭，腭分隔口腔和鼻腔。口腔底部为下颌舌骨肌，主要器官是舌。口腔侧壁为颊和磨牙后间隙。口腔的肌与舌、颊及口的底部相关。口腔的主要作用是咀嚼和消化食物，这也是牙的主要功能，口腔也与发音和换气有关。

1.2.1　颊

在内部，颊黏膜紧附着于颊肌，口张开时颊黏膜拉伸，口闭合时颊黏膜皱襞收拢。腮腺管在与上颌第 2 磨牙相对的腮腺管乳头处开口于颊。在牙的咬位面旁有一高度角化的细线（白线），在后磨牙一带有翼突下颌缝的黏膜褶自上牙槽向下牙槽延伸。翼突下颌间隙含有舌神经及下牙槽神经，其通道入口位于黏膜褶旁、下颌支前缘嵴近中处。这是进行下牙槽神经阻滞的注射处，用于麻醉同侧下颌的牙和牙龈。

颊的动脉血液供应主要来自上颌动脉的颊动脉，神经来自三叉神经之上颌神经的分支（由颧神经和眶下神经发出），以及三叉神经之下颌神经的颊神经。

1.2.2　唇

唇的中心部分是口轮匝肌。唇内的唇黏膜光滑、晶莹，黏膜下黏膜腺呈现细小的隆起。

唇的位置及活动对于控制切牙突出程度有重要作用。对于正常的唇而言，上颌切牙尖端位于下唇上缘以下，这种布局有助于保持切牙的"正常"倾斜。若唇出现病变，上颌切牙不受控制，下唇甚至可能掩盖于上颌切牙之后，由此产生切牙过度前倾。紧张和过度活跃的唇肌可能导致上颌切牙向后生长。

唇的血液供应主要来自面部动脉上、下唇支。上唇神经来自眶下神经上唇支；下唇神经来自三叉神经下颌神经的颏神经。

1.2.3 口腔前庭

口腔前庭是唇和颊到牙之间的裂缝状空间。当上、下牙咬合时，口腔前庭经两侧最后一颗磨牙后的磨牙后间隙与固有口腔相通。牙槽覆有黏膜，黏膜在唇和颊的折返处形成马蹄形穹隆。有疏松结缔组织穿过马蹄形穹隆，呈镰刀状，且数量不等。这些组织在中线处成为上、下唇系带（upper and lower labial frenulum）。其他皱襞可能在尖牙或前磨牙附近横穿过马蹄形穹隆。穹隆下部的皱襞比上部更明显。

正常情况下，上唇系带位于正中门牙之间的牙根部的牙床上。若系带较大，连接或靠近牙槽嵴，则可能与上颌第 1 切牙间的中线沟相连。这里的组织结构没有临床重要性，可以通过简单的系带切除术予以矫正。系带突出还可能影响牙列的稳定性。

1.2.4 口腔黏膜

口腔黏膜在唇缘与皮肤相延续，在咽峡与咽黏膜相延续。其结构、功能和形态随其在口腔内的位置不同而异，按照惯例分为 3 种类型：被覆黏膜、咀嚼黏膜和特化黏膜。

（1）被覆黏膜。被覆黏膜显红色，覆盖软腭、舌腹面、口腔底、牙龈之外的牙槽突、唇和颊的内表面。黏膜由疏松的纤维性固有层和表面的非角化复层扁平上皮构成。黏膜下层有脂肪沉积和小的黏液腺群。黏膜覆盖着支撑牙根的牙槽骨及牙颈，分成 2 个主要部分：牙槽下部的口腔黏膜通过一层弥散的黏膜下层与骨膜疏松连接，称为牙槽黏膜；覆盖于上颌牙槽骨和牙颈部的咀嚼牙龈黏膜，称为膜龈联合，膜呈深红色，龈膜呈浅粉色。颜色的不同关系到不同的角化类型及深层毛细血管同表面的接近程度，这些毛细血管有时见于牙槽黏膜的下面。

（2）咀嚼黏膜和牙龈。咀嚼黏膜是承受咀嚼压力的黏膜，紧密固着在深层骨质或牙的颈部，在牙龈和腭缝处形成黏膜骨膜。牙龈、腭和舌背黏膜已经角化或半角化。

牙龈可进一步分为附着龈和游离龈。附着龈紧密固着于牙槽骨膜和牙上；游离龈位于牙龈边缘，厚约 1 mm，环绕每颗牙的颈部但未附着其上。游离龈和附着龈之间有游离龈沟，与之对应的是将附着龈的内表面同牙釉质分隔开的龈沟底部。龈乳头指填充在相邻两颗牙之间的牙龈部分。附着龈的表面有特异性点彩。不同的个体之间点彩的程度也有不同，取决于年龄、性别和牙龈的健康状况。游离龈无点彩。龈黏膜线描绘出上、下颌颊面的牙龈和下颌表面的牙龈。在附着龈和腭黏膜残余之间没有相应、明显的分界，因为整个表面都是呈粉红色、全角化的咀嚼黏膜。牙龈和中线腭裂没有黏膜下层，黏膜下层出现在硬腭的剩余部分，硬腭的后外侧部分增厚，包含黏液腺群和腭神经及血管，通过胶原隔固着在上颌骨及腭骨的骨膜上。

牙龈组织由上颌动脉及舌动脉营养。围绕上颌颊面的牙龈血供来自上牙槽后动脉的穿支和上颌动脉的颊支。前牙唇面的牙龈血供来自眶下动脉的唇支及上牙槽前动脉的穿支。腭面的牙龈血供主要来自腭大动脉的分支。下颌颊面的牙龈由上颌动脉颊支及下牙槽动脉的穿支供应。前牙周围的唇面牙龈由颏动脉和切牙动脉的穿支进行供血。舌部的牙龈血供来自下牙槽动脉的穿支、舌支，以及颈外动脉的舌动脉。目前还没有关于牙龈静脉引流的精确描述，推测与颊静脉、舌静脉、腭大静脉及鼻腭静脉有关。这些静脉汇流入翼静脉丛（舌静脉直接汇入颈内静脉）。

上、下颌牙的唇面和颊面牙龈的淋巴管在下颌切牙的唇区可能汇入颏下淋巴结，但是它们多共同汇入下颌下淋巴结。舌和腭面的牙龈通过下颌下淋巴结直接或间接汇入二腹肌淋巴结。

上颌牙龈的神经来自上颌神经，经腭大神经、鼻腭神经及上牙槽神经的前支、中支、后支。手术切除鼻腭神经，若去除异位的尖牙不会导致腭前部出现明显的感觉缺失，说明腭大神经和舌面牙龈一样向前延伸到切牙，或者此神经有强大的再生潜能。

1.2.5 口咽峡

口咽峡（oropharyngeal isthmus）位于软腭与舌背之间，两侧由腭舌弓构成。每侧的腭舌弓起自软腭，向下行向外侧，达舌侧缘，由腭舌肌及覆盖其上的黏膜构成。两侧的腭舌弓互相靠近，可阻断口腔与口咽之间的交通，这是吞咽所必需的。

1.2.6 腭

腭（palate）形成口腔的顶，可分为前部的硬腭和后部的软腭。

硬腭（hard palate）由上颌骨的腭突和腭骨的水平板组成。硬腭的前界和两侧为上颌牙槽弓，向后与软腭相延续。硬腭被覆较厚的黏膜，紧密附着于骨膜上。外侧有黏膜下层，上方有主要的神经血管束。黏膜表面有角化的复层扁平上皮，各部有差异，表现为全角化或半角化的不同上皮。不规则的横行嵴状皱襞，自硬腭前部的腭缝向外发散，其形态特征独一无二。硬腭后半部分的黏膜下层有许多小型的黏膜性唾液腺。这些腺体的分泌物经许多小管入两侧的较大集合管，开口于腭窝。腭窝位于硬腭后缘腭中缝两侧，为一对凹陷，有时只有几毫米深，为上牙列的宽度提供了有效的标志。

硬腭的边缘由牙龈组成。在腭黏膜正中线上有一前后方向表浅的隆起，缺乏黏膜下层，称为腭缝，该缝最前端的卵圆形隆起称为切牙乳头，覆盖着切牙管开口处的切牙窝，也是胚胎时期鼻腭管位置的标志。硬腭上表面是鼻腔的底，被覆有纤毛的呼吸道上皮。

腭的血管主要来自上颌动脉第 3 段分支腭大动脉。腭大动脉与伴行的神经在腭管中下行，发散出 2 个或 3 个较小的腭动脉，穿经腭小管和腭小孔供应软腭和扁桃体，并且与面动脉的腭升动脉吻合。腭大动脉在与上颌第 2 磨牙相邻的腭大孔处穿出，出现在腭的口腔面，从硬腭牙槽边缘一道弯曲的沟进入切牙管。沿切牙管上行，同鼻腭动脉的隔支吻合，分布于牙龈、腭腺和黏膜。硬腭的静脉与动脉伴行，大多数汇流入翼丛。

腭的感觉神经来自上颌神经的分支，即腭大神经和鼻腭神经，它们都穿过翼腭神经节。腭大神经沿腭大管下行，在腭大孔处穿出至硬腭表面，沿骨腭下表面的沟前行，几乎到达切牙，分布于齿龈、硬腭的黏膜和腺体，该神经亦同鼻腭神经末梢交通，离开腭大管后发出腭支至软腭两侧面。更细的腭小神经（中间和后部）沿腭大管下行，在腭骨结节的腭小孔处走出，分布于腭垂、扁桃体和软腭。鼻腭神经在切牙孔处进入腭，是上颌神经的分支。

上颌神经穿过翼腭神经节分布于切牙后的硬腭前部。来自腭、传递味觉的纤维可能经由腭的神经到达翼腭神经节，穿过翼腭神经节（而不形成突触），加入翼管神经和岩大神经到达面神经节（膝神经节）。这些神经元的中枢突横穿面神经感觉根（中间神经），到达位于孤束的味觉神经核。来自翼腭神经节的副交感神经节后分泌纤维和上述神经一道分布于腭黏膜腺。

1.2.7　牙齿

人类有 2 副牙，即乳牙和恒牙。人在出生后约 6 月龄就萌出第 1 颗乳牙，到 3 岁时乳牙长齐。第 1 颗恒牙在 6 岁时萌出，此后乳牙会一颗颗脱落，由恒牙替代。在 18～21 岁时伴随着第 3 磨牙的萌出，一套完整的恒牙就形成了。完整的乳牙有 20 颗，每个颌象限里有 5 颗，完整的恒牙有 32 颗，每个颌象限里有 8 颗。

每个牙列都有 3 种基本形态：切牙、尖牙和磨牙。切牙的作用是切开食物，牙冠薄，似刀片；尖牙的作用是撕咬食物，牙冠结实，呈尖锥状；磨牙和前磨牙的作用是磨碎食物，在平整的牙面上有许多牙尖。上、下颌每侧各有 2 颗切牙，即中切牙和侧切牙。每颗侧切牙的后面都有 1 颗尖牙，在相当于切缘的位置有一单牙尖。上颌尖牙坚固，且较下颌尖牙更为突出，下颌尖牙的牙尖向舌倾斜。尖牙的远中侧是 2 颗前磨牙，每颗前磨牙的颌面有 2 颗牙尖，即颊尖和舌尖（又称双牙尖）。前磨牙的后方有 3 颗磨牙，自近中向远中逐渐变小。其咬位面较大，呈菱形（上颌磨牙）或长方形（下颌磨牙），有 4～5 颗尖牙。

上颌窦的下壁由前向后盖过上颌第 2 前磨牙到上颌第 3 磨牙的根尖，与上述牙根尖之间以较薄的骨板相隔，甚至无骨板而仅覆以黏膜，其中上颌第 1 磨牙根尖距上颌窦下壁最近，上颌第 2 磨牙次之，第 2 前磨牙与第 3 磨牙再次之。上述牙的牙源性感染可累及上颌窦，引起上颌窦炎症。临床上拔除上述各牙及摘除断根时，应注意避免将断根推入上颌窦内或穿通窦壁造成上颌窦瘘。此外，在行上颌窦手术时，应避免伤及牙根尖。

（刘典伟　柳忠豪　张庆泉）

2　上颌窦的解剖

上颌窦（maxillary sinus）在鼻窦中最大，几乎占据了整个上颌骨体，内部为空气充填。上颌窦有 5 个壁。

（1）前壁。上颌骨的前面构成上颌窦的前壁，内部有纤细管道［上颌窦管（canalis sinuosus）］形成的沟槽，容纳来自眶下管的上牙槽前神经和血管。中央薄而凹陷，称之为尖牙窝（canine fossa），行柯—陆（Caldwell-Luc，C-L）手术时从此处进入窦腔；在尖牙窝之上、眶下缘之下 12 mm 处有眶下孔、眶下神经及血管通过。

上颌窦的前壁外侧是种植科行上颌窦外提升术的必经位置，此处又是上牙槽后动脉的必经之路，所以在行术前检查，特别是锥形线束 CT（cone beam computed tomograph，CBCT）检查时一定要注意上牙槽后动脉的走行，提前做好预设计。

（2）后外壁。由上颌骨的颞下面构成，内有牙槽管，向窦腔内形成骨嵴，管内有分布到磨牙的上牙槽后血管和神经。后外壁与翼腭窝和颞下窝毗邻，可经此凿开结扎上颌动脉；又靠近翼内肌，故上颌窦恶性肿瘤侵及此肌可致张口困难。上颌窦的外侧呈平锥体顶状，延伸到上颌骨的颧突内，可以到达颧骨，形成颧隐窝，在侧位 X 线片上可见窦上发出的 V 形阴影。

（3）内侧壁。上颌窦基部位于内侧，构成鼻腔侧壁的大部分，即鼻腔外侧壁下部。在相当于中鼻道后部处，有一裂口，名"上颌窦裂孔"，其界限：下界为下鼻甲附着处，后界为腭骨垂直板，前界为下鼻甲的泪突和泪骨下端，上界是与筛窦连接的上颌窦顶壁。此骨性窦口被钩突和下鼻甲的筛突呈十字形的连接分隔成 4 个象限，其中只有前上象限是真正的上颌窦自然窦口，其余被双层黏膜和致密结缔组织封闭，称为鼻囟门。

内侧壁的底部是下鼻道的位置，是耳鼻咽喉科常规行上颌窦手术的入路之一，是上颌窦底部病变时常用的手术入路。下鼻道前端向后 1.5 cm 是鼻泪管的鼻内开口，手术时应该注意避免损伤，一旦损伤则需要进行处理。

上颌窦自然窦口直径大小不一，平均为 2.8 mm。所有的窦口更靠近窦顶而不是窦底，这意味着上颌窦的自然引流依靠健全的黏膜纤毛摆动，窦黏膜纤毛在正常情况下向窦口摆动。

上颌窦自然窦口常规行前鼻镜检查是看不到的，经中鼻道行上颌窦自然窦口扩大手术时，如果不事先切除钩突的话，进行鼻内镜检查时，在正常情况下也观察不到上颌窦口。若找不到自然窦口，可先找到钩突尾端和下鼻甲上缘上方的后囟，从此处凿开并向前扩大上颌窦自然窦口。在内镜鼻窦手术中使用反咬钳扩大自然窦口时不可过分向前，以免损伤鼻泪管，也不宜超过骨性窦口的上界，以免损伤眶纸样板。

内侧壁后上方有上颌裂口，一个大的开口，由腭骨的垂直板、筛骨的钩突、下鼻甲、泪骨相互连接将其封闭，形成窦口和前、后囟。窦口通常开口于筛漏斗的下部，进而经半月裂孔（该裂隙构成钩突上缘以上的区域）通向中鼻道。囟仅由骨膜和黏膜覆盖，可有副窦口出现，可以通过鼻内镜和CT发现。

（4）上壁，即眼眶的底壁。上颌窦的顶由眶底的大部分构成，其内包含眶下管，有时是裂隙。

（5）底壁，即牙槽突。底壁通常低于鼻腔的底，由牙槽突和上颌骨的部分腭突构成。上颌窦底与牙根有关，尤其是第2前磨牙和第1磨牙，但上颌窦底有可能向后并入第3磨牙和（或）向前延伸包含第1前磨牙，有时甚至到达尖牙。被覆牙根的骨质缺损并非不常见。底壁常低于鼻腔底，与第2前磨牙和第1、第2磨牙关系密切。

上颌窦底部是两侧上颌骨病变，特别是囊肿最易累及的部位，也是牙源性上颌窦炎的先发部位，更是近几年牙齿种植中所涉及的最重要的部位，上颌窦底部的囊肿、炎症、骨间隔等诸多病变都是牙齿种植者所必须关注的，也是上颌窦底提升涉及的唯一部位，临床应该引起重视。

上颌窦可被不完全分隔，完整的隔非常罕见。上颌窦窦壁菲薄，在确定上颌窦肿瘤扩散方面具有临床意义，肿瘤可以向上推至眶底使眼球移位；突入到鼻腔导致鼻腔阻塞和出血；突入到颊部，引起肿胀，如果损坏眶下神经，还可引起麻木；向后扩展到颞下窝，损害翼状肌而引起疼痛，从而限制口的开合；向下到口腔，使牙松动，咬合不正。拔除磨牙可能损坏窦底，撞击可能导致窦壁骨折。少数情况下，可出现一侧上颌窦发育不全。

窦口鼻道复合体（ostiomeatal complex）指上颌窦口、筛漏斗、半月裂孔区域。其更多的是功能复合体而不是定义明确的解剖结构。复合体是上颌窦和前组筛窦分泌物的共同引流道，此处钩突附着于鼻腔外侧壁，同时复合体也引流额窦。

窦口鼻道复合体是鼻部疾病的重点关注部位，鼻窦疾病的发生和后续的手术治疗，都与窦口鼻道复合体有关，临床应该重点关注。

上颌窦的血管、淋巴和神经：①血管，上颌窦由鼻后外侧动脉、上牙槽后动脉和眶下动脉等供应，静脉回流入蝶腭静脉，详见"3 上颌窦的血供"；②淋巴，鼻窦内毛细淋巴管不多，主要汇入咽后淋巴结和颈深淋巴结上群；③感觉神经，均由三叉神经第1、第2支主司。上颌窦由上牙槽后支及眶下神经主司。神经支配来自眶下神经和上牙槽神经的上牙槽前支、中支和后支（一般感觉），以及翼腭神经节的鼻支（副交感神经分泌纤维）。

上颌窦的血供和神经支配都是相关疾病临床诊断和治疗中的重点，所发生疾病的首发症状可能就是鼻唇部的麻木感，若出现手术后的局部麻木感要考虑到手术是否影响到相关神经；在上颌窦诸多手术中（如种植科的上颌窦底的植骨提升手术）涉及最多的就是切口、骨创出血，手术中如何避免，或一旦出血如何止血等都是临床必须重视的。

（刘典伟 柳忠豪 张庆泉）

3 上颌窦的血供

上颌窦的血供非常丰富，主要来自上颌动脉，由其分支蝶腭动脉的鼻后外侧动脉、上牙槽后动脉、眶下动脉和腭大动脉等提供，但也有少部分血供来自筛前动脉和上唇动脉。上颌窦底的血供可来自腭大动脉、腭小动脉和蝶腭动脉，血管穿过腭骨发出分支分布于上颌窦的内壁、前壁和上颌窦底。上颌窦静脉主要回流入蝶腭静脉和翼丛。接下来分别阐述上颌窦的主要血管。

（1）眶下动脉（infraorbital artery，IOA）。紧邻上颌动脉发出上牙槽后动脉之后，或与上牙槽后动脉共干发出，随眶下神经经眶下裂入眶，沿眶下沟、眶下管前行。在出眶下孔之前，从眶下管内发出上牙槽中动脉和上牙槽前动脉 2 个分支，经上颌窦内壁的骨管中下行至牙槽突供应上颌前牙、牙周组织及上颌窦黏骨膜。2 个分支中的 1 支与上牙槽后动脉的牙支发生吻合，形成牙槽上颌窦动脉。

（2）上牙槽后动脉（posterior superior alveolar artery，PSAA）。在上颌动脉经翼上颌裂进入翼腭窝时发出，动脉直径大约为 2 mm，在上颌骨后面紧贴骨面下行约 8 mm 时，发出牙龈支和牙支 2 个分支，两者均与眶下动脉的分支发生骨外和骨内吻合。①牙龈支沿骨面行向前下，分布于上颌磨牙及前磨牙颊侧区域的黏骨膜、颊肌和牙龈，这个分支与出眶下孔的眶下动脉在上颌骨外侧壁的颊侧发生骨外吻合；②牙支在上颌骨后面进入骨内向前走行，与未出眶下孔的眶下动脉发出的上牙槽前动脉或中动脉，在上颌骨外侧壁的内侧或骨内发生骨内吻合，被称为牙槽上颌窦动脉。

（3）牙槽上颌窦动脉。1934 年 Strong 首先发现并描述了牙槽上颌窦动脉，之后的许多研究确定了其走行和位置。牙槽上颌窦动脉与牙槽嵴顶的平均距离是 11.25 ~ 26.90 mm，与上颌窦底的平均距离是 5.80 ~ 10.40 mm，其中距离牙槽嵴顶和上颌窦底的最短距离分别是 2.80 mm 和 0，在大体标本的检出率是 100%。牙槽上颌窦动脉的直径为 0.2 ~ 3.5 mm， > 2 mm 的比例为 4.0% ~ 21.2%，随着上颌窦侧壁厚度增加，血管直径也随之增加，男性血管直径显著大于女性。陈德平等根据牙槽上颌窦动脉在上颌窦侧壁开窗位置与骨壁的位置关系分为 4 种类型：Ⅰ型，即骨内型，动脉走行于上颌窦外侧壁内的骨管内；Ⅱ型，即部分骨内型，动脉走行于上颌窦外侧壁的凹槽或切迹内，切迹开口朝向窦腔黏骨膜；Ⅲ型，即骨外型，动脉走行于上颌窦外侧壁与窦腔黏骨膜之间或黏骨膜内；Ⅳ型，即混合型，在侧壁开窗处，动脉同时存在 2 种或 2 种以上的走行。基于临床所见，在Ⅱ型和Ⅲ型牙槽上颌窦动脉中，牙槽上颌窦动脉与骨膜呈现两种位置关系：①位于骨膜内，但与骨膜相连；②位于骨膜外，牙槽上颌窦动脉的前后走行呈水平向或略微前高后低，但也存在呈坡度较大的前后走行，并且非常接近上颌窦底。

在种植科，行 CBCT 扫描可以了解种植区域骨量的三维信息，还可以发现解剖变异，了解上颌窦侧壁的血管分布、上颌窦间隔、上颌窦黏膜等情况，尤其对上颌窦血管的观察，CBCT 的分辨率越高，检出率越高。

总之，上颌窦颊侧的血供主要来自上牙槽后动脉（颌内动脉翼腭段发出的分支）和眶下动脉，两者形成双环效应。上牙槽前动脉达到上颌骨后壁时发出小分支营养上颌窦黏膜，上牙槽后动脉与上牙槽前、中动脉吻合成网。上颌骨前外侧壁内上牙槽前、中、后动脉网出现率为 100%，有的分支直径 > 1.5 mm。

（刘典伟　柳忠豪　张庆泉）

4　施耐德膜

康拉德·维克多·施耐德（Conrad Victor Schneider）（1614—1680 年）是位德国医师，也是位解剖学家。1660 年他首先描述了鼻腔黏膜的结构和鼻分泌物的来源，后来就以他的名字命名鼻腔鼻窦黏膜为施耐德膜（Schneiderian membrane）。在 Bosmia 的文章中概述了施耐德在研究鼻腔通道方面的努力，他的结论和罗马医师盖伦的鼻腔分泌物起源于脑垂体的颅腔的理论，与当时被广泛接受的理论背道而驰。

施耐德详细描述上颌窦衬里为上颌窦黏骨膜（maxillary sinus mucoperiosteum），该黏膜分为 3 层，由表及里为上皮层、固有层和骨膜层。上皮层为假复层纤毛柱状上皮，即呼吸道上皮；固有层较薄，为结缔组织，富含血管、淋巴管、神经，即黏液腺；骨膜层为菲薄的纤维结缔组织，也被称为骨膜样层。上颌窦黏骨膜在健康状态下略呈蓝色，且具有弹性。

关于该黏膜，各学科往往称呼不同，耳鼻咽喉科医师往往称之为上颌窦黏膜，因为在描述某些上颌窦内的病变（如感染或囊肿）时，病变主要发生于上皮层和固有层，所以更习惯用"黏膜（mucosa）"描述上颌窦衬里。在口腔种植科医师中，往往称之为施耐德膜或上颌窦黏骨膜。"黏骨膜"一词也源于口腔解剖生理学中对硬腭黏膜的描述，后该概念也被引用描述其他黏膜—固有层—骨膜紧密连接的复合结构。在种植科医师行上颌窦底提升术时，是将上颌窦衬里视为一层，从上颌窦腔骨壁表面剥离，以保持黏骨膜完整性，因此，描述上颌窦底提升时剥离的是"全层黏骨膜"。

广义上讲，鼻腔鼻窦黏膜都称为施耐德膜，狭义上讲仅指上颌窦黏膜，这是口腔颌面外科专业，特别是种植科专业所特指。

上颌窦黏膜是上颌窦维持主要功能必须依赖的结构，厚度在 0.13 ~ 13.98 mm，面向窦腔的最内层由假复层纤毛柱状上皮组成，并被外部疏松结缔组织包裹在一起，最外层是骨膜，与骨头相邻。除了外层骨膜和内层的假复层纤毛柱状上皮外，中间还有固有层、基底膜，固有层中有血管、黏液腺和浆液腺存在，由外向内依次为骨膜层、固有层、基底膜层和假复层纤毛柱状上皮层。而假复层纤毛柱状上皮和其下方的几层薄层结缔组织则组成了上颌窦的黏膜衬里。

由于专业的不同和进行不同手术的需要，各个专业对上颌窦黏膜研究的方向也不同。耳鼻咽喉头颈外科多注重黏膜纤毛系统的研究，研究纤毛运动的方向和功能。耳鼻咽喉头颈外科注重上颌窦炎症、囊肿、肿瘤等手术，最早实行的经典手术就是柯—陆手术，手术的特点是刮除上颌窦黏膜，经过多年的研究进展，后来逐步保留部分上颌窦黏膜，保留全部的上颌窦可逆的病变黏膜，以期恢复黏膜和纤毛的功能，以最大限度地保留鼻腔鼻窦黏膜的正常功能。假复层纤毛柱状上皮可以保护上颌窦免受外源性因素的影响，并作为物理屏障和机械清除系统而起到作用，而且上颌窦黏膜的完整性不仅维持了上颌窦的正常功能，还有利于血液供应和成骨细胞的生长，促进植入物的成熟，因此，保持该组织在治疗中的正常功能至关重要，这就牵扯到口腔种植专业的研究。

上颌窦黏膜与根尖毗邻，根尖周存在病变时，上颌窦黏膜也会因此而有增厚的倾向，鼻窦黏膜可以因为过敏反应而发生水肿，膜内黏液腺和浆液腺口的堵塞也可以发生黏膜内囊肿等。对施耐德膜厚度和病变的评估对手术非常重要，在厚的窦黏膜上操作和在薄的窦黏膜上操作是不一样的，在水肿和感染较重的窦黏膜上操作也是不同的，因此，对黏膜厚度、黏膜炎症或过敏水肿等进行评估对手术非常重要。如果黏膜较厚或健康，其在植骨手术或根尖周围手术中穿孔的风险就会比较低。

种植专业的研究集中在病变黏膜是否累及最外层的骨膜，骨膜的健康与否是上颌窦底提升和植骨的关键所在，骨膜下骨再生的研究也日趋增多，国内外众多专家学者认为上颌窦底提升后，上颌窦底黏膜与上颌窦底的骨板均具有成骨效果，建议在提升上颌窦的手术中，应更多地依赖骨膜的成骨潜能和微创手术技术，而不是各种移植材料，并且强调了手术过程中保证上颌窦黏膜完整的重要性。

骨膜下骨再生的临床研究得到临床验证，有研究表明上颌窦提升术仅向上抬起上颌窦底的施耐德膜，同期种植体的植入在众多的国内外临床研究中显示具有较好的临床疗效，并在手术过程中没有植入任何自体骨及人工骨代用品。在种植义齿修复后实现功能负载，跟踪随访 2 年，结果显示术后无一例患者出现鼻窦炎等症状，种植成功率为 100%，功能良好，种植体稳固，无疼痛、肿胀，种植体周没有出现大于 2 mm 的骨质缺失。上抬后上颌窦底的膜下出现了新骨形成的现象，出现了平均约 4.5 mm 的骨质增高。

总之，施耐德对鼻腔鼻窦黏膜的研究有重大贡献，其研究也对口腔种植专业的上颌窦底的提升和植骨时对黏膜的处理有重要作用；耳鼻咽喉头颈外科专业对手术时鼻腔、上颌窦黏膜的处理都至关重要，我们在临床工作中，应时刻铭记先驱者的贡献。

（柳忠豪　刘典伟　张庆泉　王强　王贝贝）

5　上颌窦解剖名词的异同

从事口鼻外科专业的医师一般来源于口腔颌面外科和耳鼻咽喉头颈科 2 个专业，而在我国医学教育中，口腔医学为医学大类的一级学科，独立于临床医学之外，这往往造成一些医学词汇的异同，尤其在一些解剖名称上。以下为口鼻外科常用的易混淆的解剖名词。

（1）上颌窦底与上颌窦基底。上颌窦底指上颌窦下部邻近牙槽骨一侧，是耳鼻咽喉科临床常用的概念。上颌窦基底指上颌窦内侧，即鼻腔一侧，因为上颌窦呈锥体状，其锥体尖位于颧突处，锥体基地位于鼻腔侧，此概念在《口腔解剖生理学》中被提出。在英文中用 base 一词代表基底，即鼻腔一侧；用 floor 一词代表底，即靠近牙槽突的一侧，容易混淆。

（2）上颌窦后外壁与上颌窦后壁。因为上颌窦的后壁和外壁之间没有明确的界限，呈弧形翻折，所以有人统称为后外壁；也有人认为不妥，应该分别称谓，其实两者基本是同一概念，指与翼腭窝和颞下窝毗邻的一面，笔者认为后外壁描述更准确些。同理，上颌骨后外面与后面也是同一概念，在此不再赘述。

（3）上颌窦膜、施耐德膜、上颌窦黏膜和上颌窦黏骨膜。四者是同一概念，有广义和狭义之分，也因不同专业重点关注不同而不同，相关功能见"4 施耐德膜"。

（4）上颌窦黏膜分层。一般教科书中提到的分层是黏膜层、固有层、骨膜层；还有的分为黏膜层、黏膜下层、固有层、骨膜层；还有黏膜层、基底膜层、固有层、骨膜层。黏膜层又称为上皮层，有称骨膜层为骨膜样层。

（5）上颌窦开口。上颌窦自然开口、上颌窦口、上颌窦引流口可以在不同的文章中出现，大家应该注意，上颌窦自然开口和上颌窦口是一个概念；而上颌窦引流口是不科学的，因为引流口可以是自然窦口，也可以是开窗引流口。

（刘典伟　张庆泉　柳忠豪）

6　口鼻外科的范畴

口鼻外科是一门新兴学科，其兴起代表着边缘学科的互相融合借鉴，对疾病准确诊疗，真正为患者着想，而不是拘泥于学科的机械划分，不考虑对患者其他方面的影响（如功能、外观、生活质量等）。

口鼻外科的范畴不是一成不变的，这个工作最初是在上颌骨诸囊肿累及鼻腔底部或上颌窦底部的情况下进行的。上颌骨诸囊肿可以向唇部、腭部发展，也可以向鼻腔鼻窦发展，从分科和疾病分属来讲，应该从上唇部或腭部进行手术，但是如果累及鼻腔鼻窦过多，则给手术带来麻烦和困难，手术效果也不好，这就需要从患者角度和临床治疗角度出发全盘考虑。

既然上颌骨囊肿影响鼻腔鼻窦的概率较大，临床探索研究是必要的，其就成为口鼻外科的第 1 类疾病；第 2 类疾病是涵盖牙齿、根尖的炎症影响到鼻底、上颌窦和鼻旁的病变；第 3 类疾病是上颌骨或上颌窦的肿瘤互相影响；第 4 类疾病是我们目前牙齿的种植牵扯到上颌窦、鼻底而需要处理鼻底和上颌窦的情况；第 5 类是将鼻内镜技术应用到口腔各种疾病的诊疗中，将来可以设计成口腔内镜，像耳鼻咽喉科的气管镜、鼻内镜最早是借鉴膀胱内镜而来的一样，随着时间的推移，各种先进科学技术的出现，可能还有其他的类型出现。

第 1 类疾病：上颌骨囊肿，包括鼻腭囊肿、腭正中囊肿、上颌骨囊肿、上颌骨含牙囊肿、根尖周囊肿、上颌骨角化囊肿等。

第 2 类疾病：牙齿和根尖炎症的影响所致的鼻腔鼻窦炎症，如牙源性上颌窦炎、鼻底脓瘘、鼻旁感染、鼻旁瘘管等。

第 3 类疾病：如牙槽的良恶性肿瘤累及上颌窦、鼻腔；上颌窦良恶性肿瘤累及牙槽骨、硬腭；上颌窦良恶性肿瘤累及下颌关节等。

第 4 类疾病：牙齿种植现在方兴未艾，但是需要植骨时牵扯到上颌窦底的提升手术，这样就涉及上颌窦的病变，如炎症、过敏、骨间隔、囊肿、肿瘤等；涉及上颌窦血供，如果手术中出血可以影响手术。

第 5 类疾病：鼻内镜技术现在已经很成熟了，目前也扩展应用到鼻眼的相关疾病、鼻颅底和颅内相关疾病；我们也将其应用到口鼻外科疾病的手术治疗之中，各种经鼻的手术全部涵盖；经口的囊肿手术、根尖及其腔隙的处理手术、牙齿的拔除、异位牙多生牙的拔除均可以使用；现在还用于涎腺导管结石的手术、口腔肿瘤的手术之中。

随着科学技术的进步，人们的观念发生改变，一些新的分类也必然逐步产生，目前鼻内镜在各种口腔颌面外科手术中的应用就充分说明了这一点。其他（如影像导航技术、超声骨刀技术、智能机器人手术等）技术都在不同的学科延展应用，对未来边缘学科疾病的探索越来越多，也越来越人性化，提高了患者的生活质量，减轻了痛苦，造福于人民大众。

（张庆泉　柳忠豪　杜平功　于晓红　孙超）

7　口鼻外科理念的形成

由于人体各个器官与结构的毗邻关系，解剖结构互相穿插。鼻腔鼻窦的毗邻关系较为复杂，如鼻腔、额窦、筛窦与颅底的关系密切；筛窦、额窦与眼眶的关系密切；鼻腔前部与泪囊的关系密切；鼻腔底部和上颌窦与口腔的关系紧密相关……所以某一部位若发生疾病对其邻近器官的功能也会有影响。

口鼻外科的理念是由众多因素促成的，是科技发展的显现，也是现代人们对疾病诊疗的需求的体现，是医疗发展的必然之路。以下几种因素促成了该理念的形成。

7.1 毗邻的解剖关系

鼻腔鼻窦与口腔颌面部的毗邻关系密切相关，主要表现在以下几个部位。

（1）鼻腔。①鼻前庭底部与口腔前庭上唇龈沟的中间部分以软组织相分隔；②鼻腔底部为硬腭，将其与口腔相分隔；③鼻中隔的底部，上颌骨鼻棘和腭骨内，其前下部与中切牙关系密切。

（2）鼻窦。鼻窦由额窦、筛窦、蝶窦和上颌窦组成，在解剖学上与口腔颌面部密切相关的是上颌窦，上颌窦与口腔颌面部毗邻的是上颌窦的底部。①上颌窦的底部为牙槽突，内含前部的第3颗牙齿，即单尖牙，是最长的牙齿，此牙齿可以在牙槽突内的前部，有时外侧的骨壁较薄，有时可有前部的骨壁缺损，根尖感染时可以引起鼻旁感染或鼻旁瘘管，单尖牙的牙根可以突出于牙槽突上部而进入上颌窦底部的前方，根尖感染可以引起上颌窦炎；②牙槽突向后有第2前磨牙及第1、第2磨牙的牙根，底部骨质菲薄，牙根感染时可以引起上颌窦炎症；③上颌窦的前外上壁部分与颞颌关节和颞下窝相毗邻，肿瘤或炎症可以累及。

7.2 疾病的相互影响

既然鼻腔鼻窦和口腔颌面部有着紧密的毗邻关系，那么相关的疾病也可以互相影响，而口腔颌面部疾病影响到鼻腔鼻窦的功能；反之鼻腔鼻窦的疾病也可以影响口腔颌面部的各种功能。

（1）炎症性病变。牙源性感染可引起鼻旁感染或鼻旁瘘管，牙齿根尖的感染可以引起上颌窦炎。上颌窦炎也可以引发牙痛和根尖炎症。

（2）先天性疾病。各种不同的上颌骨囊肿，根据所发生的位置不同，可以向任何一个方向发展。向口腔发展，主要影响腭部、唇部或相邻的牙齿和骨质；向鼻腔鼻窦发展，可以影响鼻前庭、鼻底、下鼻道、上颌窦底等，严重者可以扩展至眼眶、筛窦、颅底等部位。

（3）肿瘤性病变。各种上颌窦或牙槽骨的良恶性肿瘤也可以互相累及。上颌窦癌可以累及牙槽骨、腭部、颞颌关节、颞下窝等；牙槽肿瘤也可以累及上颌窦底部，甚至整个上颌窦、颞下颌关节等。

（4）外伤性因素。因为紧密的毗邻关系，一旦头面部受伤，可以同时累及口腔颌面和鼻腔鼻窦，甚至累及眼眶、颅脑等部位，这就需要多学科联合诊治了。

7.3 科学技术的发展

现代科学技术的发展也带动了医学各个学科的发展，由于发展时间不同，有的学科先行一步，如早期泌尿外科的膀胱镜首先问世，后来被引进到耳鼻咽喉科，产生气管镜、鼻内镜等，又逐渐在其他学科发展。

鼻内镜技术是现代耳鼻咽喉科的一种代表性技术，鼻腔鼻窦所有疾病的诊断治疗都可以在鼻内镜下进行，进而扩展到经鼻的眼部手术、颅底和颅内手术。上颌骨累及鼻前庭、鼻底、上颌窦的各种疾病，也可以通过鼻内镜技术来进行手术，这就将鼻内镜技术应用到口腔颌面外科或种植科的诊疗之中（详见本书相关内容）。

影像导航技术是近几年发展的先进技术，通过影像和内镜技术的结合准确定位病变位置而进行手术，对于这些工作耳鼻咽喉科先行一步，目前口腔颌面外科和种植科也都开展了此项技术，特别是在一些口鼻相关疾病的定位引导方面发挥了积极的作用。

7.4 患者的需要就是研究发展的方向

（1）功能影响的问题。口腔、鼻腔、鼻窦都有各自的功能，口腔手术在一定程度上会影响口腔的进食功能，特别是一些颌骨囊肿的手术治疗，有的要进行开窗手术，二次手术要等到半年或1年后，每天进行囊腔的冲洗、填充物的更换，极大地影响了患者的生活质量；而对突至鼻底或上颌窦底的囊肿性病变，完全可以在鼻腔和上颌窦内进行开窗手术，即便需要口腔入路的手术，也可以进行口鼻联合手术，届时手术结束直接封闭口腔的创面，从鼻内开窗引流，避免了口腔功能受影响，提高生活质量。

（2）疾病治疗盲目性的问题。将鼻内镜技术引入口腔内的手术，鼻内镜直视下视野清晰，清除病变彻底，降低了疾病复发的概率，如颌骨囊肿性病变，原来只是在肉眼下操作，有些部位是盲目操作，囊腔内的上皮是清除不彻底的，极易复发，而鼻内镜下操作则可以大大减少复发概率。

7.5 口鼻外科涉及的专业

口鼻外科涉及鼻科、整形美容外科、口腔颌面外科（涵盖口腔颅颌面外科、口腔颌面肿瘤外科、口腔外科等）、口腔内科（涵盖口腔黏膜科、牙体牙髓科、牙周病科等）、口腔修复科、口腔正畸科、口腔种植科等，也涉及病理科、影像科等辅助科室，多学科工作团队的诊疗模式已经形成。

近几年，关于口鼻相关疾病跨学科诊疗的研究越来越多，我们从 20 世纪 80 年代开始针对上颌骨不同的囊肿累及鼻腔鼻窦时，就尝试经鼻腔鼻窦进行开窗手术，取得了较好的临床效果，应该说是口鼻外科的雏形，但是当时是在常规手术操作的模式下进行，在 20 世纪 90 年代就开始在鼻内镜下操作，经过临床验证后逐步扩大手术适应证，目前又将鼻内镜技术应用到大部分的口腔颌面外科、种植科、正畸科、修复科的工作之中，并且在多个医院推广开展此项工作，在国内外的专业学术会议上介绍口鼻外科的技术，以发表学术论文、手术视频、专著等形式进行宣传，目前国内外的研究日益增加，研究也越来越成熟，口鼻外科（鼻口腔相关外科学）的理念也就应运而生了。

（柳忠豪　张庆泉）

口鼻外科之颌面外科篇
——颌骨病变手术

　　本篇介绍口腔颌面外科和耳鼻咽喉科第 1 个密切结合点，主要阐述颌骨病变的诊疗工作，尤其是两个学科之间疾病的相互影响而引起手术入路、手术范围、对相邻结构和器官功能的影响，还有不同手术入路术后效果的异同、对生活质量的影响等，如经鼻的鼻内镜下上颌骨诸囊肿累及鼻底或上颌窦底的治疗、鼻内镜用于经口入路囊肿的观察和辅助手术等。

本篇总负责人　张庆泉　杜平功　孙超　柳忠豪

8　鼻内镜下累及鼻底的上颌骨囊肿手术

　　在胚胎发育过程中，在鼻和口腔不同头部原基和突起连接融合过程中发生的异常可导致鼻口交界区域产生不同类型的疾病，最常见的是各种囊肿。颌骨囊肿根据组织来源和发病部位可分为牙源性与非牙源性两大类，牙源性囊肿包括含牙囊肿、根尖周囊肿、始基囊肿和角化囊肿；非牙源性囊肿包括球上颌囊肿、鼻腭囊肿、正中囊肿、鼻唇囊肿等。发生在上颌骨的囊肿，如果囊肿向腭侧发展，患者很容易感知到上腭的异物感，如果囊肿主要向鼻底发展，早期多无明显的症状，当囊肿逐渐长大，可出现鼻塞、鼻部闷胀感等不适的感觉。

8.1 诊断

颌骨囊肿的诊断应综合考虑病史、临床症状、X线检查及组织病理学特点。鼻内镜检查可以清晰发现鼻底的隆起和范围等，可以行囊肿的局部触诊、穿刺，是较为常用的临床诊断手段。穿刺囊液的不同可以提示符合何种类型囊肿，根尖周囊肿或含牙囊肿穿刺可抽出草黄色或草绿色囊液，角化囊肿可见灰白色蛋白样物质混杂其中。X线等影像学检查有助于颌骨囊肿的诊断，特别是口腔CBCT检查，不仅可以诊断囊肿，还可以明确囊肿是否含有牙齿或累及牙齿，囊肿与鼻腔、鼻底及上颌窦的关系，以及邻牙及周围骨质破坏等情况（图1）。

8.2 治疗

根据囊肿的大小、类型、范围及病变部位，以及患者的全身状况、年龄等因素选择不同的治疗方法。颌骨囊肿的主要治疗方法包括穿刺注药治疗和手术治疗。对于直径小于2 cm的根尖周囊肿，经过系统的根管治疗后，大多可逐渐骨化、消失，或经口腔途径进行手术。而对于较大的囊肿，特别是范围超过一个牙根根尖的囊肿，常行较彻底的手术治疗，常规的手术方式主要包括经口的刮除术、开窗术、颌骨部分切除术。对于直径小于3.5 cm的颌骨囊肿，经根管治疗不能完全消失，一般采用刮除术即可获得

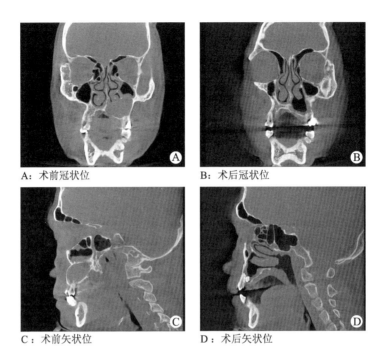

A：术前冠状位　　　　　　　　　B：术后冠状位

C：术前矢状位　　　　　　　　　D：术后矢状位

图 1　上颌骨肿物累及鼻底的 CBCT 检查

较好的临床效果。而对较大的颌骨囊肿（直径大于 3.5 cm）首选开窗术，其能够最大限度地保留周围组织结构和颌骨功能。颌骨切除术主要适用于巨大的颌骨囊肿，破坏范围较大，还易多次复发牙源性角化囊肿及成釉细胞瘤等。

8.3　笔者观点

（1）口内常规治疗。上颌骨囊肿无论是根尖周囊肿还是单纯的上颌骨囊肿，如果囊肿范围较小，一般不累及鼻底和上颌窦，包括发生于上颌正中 6 个牙齿范围的囊肿、腭正中囊肿和鼻腭囊肿。对于这一类的囊肿，若行传统的经口开窗手术，开窗口的位置一般位于牙槽嵴顶或唇龈沟，且囊肿直径在 3.5 cm 以内，直接封闭即可，术后不需要制作囊肿塞来保持开窗口的通畅，也没有食物残渣进入囊腔内的弊病。直径大于 2.5 cm 的囊肿则需要做口内开窗口，术后做囊肿塞或每天冲洗术腔。

（2）经鼻的鼻内镜技术。近年来，随着鼻内镜技术的发展及口鼻外科理念的逐步形成，对累及鼻底的上颌骨囊肿、腭正中囊肿及鼻腭囊肿或其他相类同的囊肿，采用鼻内镜下鼻底开窗引流术是较好的治疗手段，术前常规行鼻内镜检查，观察鼻底隆起的部位、范围、大小等。一般选择隆起明显的一侧或者鼻底较宽敞的一侧进行开窗，开窗口尽可能大一些，边缘尽量修整齐，防止术后开窗口闭合。在此基础上，我们又设计了防止鼻底开窗闭合的手术方式，即在鼻底开窗的基础上，保留正常鼻底黏膜瓣，将其贴附于开窗的前壁、后壁或者侧壁，减少创面裸露，从而减小了术后开窗口闭合的概率，均取得了良好的临床效果。

（3）联合入路手术。对部分疾病仅从口内或仅从鼻内入路难以将病变切除干净，这就需要口腔和鼻内联合入路，有 3 点大家需要注意：一是病变清除彻底，避免复发；二是经口内手术后直接封闭口内切口，避免口内开放创面影响术后生活质量；三是鼻内开口要避免肉芽生长和骨性愈合导致引流口闭锁，可以在造口时做成蒂并在一侧的黏膜瓣覆盖造口创面，这样基本就避免了造口的闭锁。

（4）不同入路的优缺点。经口腔入路开窗术：位于后部的位置较深，视野差，手术创伤相对较大，大的囊肿需要长期开窗引流或二次手术，所以术后并发症较多，囊腔内的感染、口腔鼻腔瘘的形成、牙齿和上唇麻木等，特别是术后需长期对口内开窗口冲洗换药，影响进食和口腔卫生，患者舒适度较差，每天都要冲洗也比较麻烦，影响患者生活质量。

经鼻内镜鼻底开窗术：视野开阔、清晰，能够清楚地暴露深部的解剖结构，手术操作更加精细，有风险低、创伤小等优点，且开窗口位于鼻腔内，较为隐蔽。术后仅需用膨胀海绵填塞 2 ~ 3 天，抽出膨胀海绵后，患者无明显不适，不影响进食及生活。一般术后 1 ~ 3 个月鼻内镜下可见开窗口黏膜光滑，上皮形成（图 2A）。术后半年至 1 年复查鼻内镜或 CBCT，显示囊腔缩小或消失，或显示鼻底与上颌骨的囊腔通道形成良好等（图 2B）。

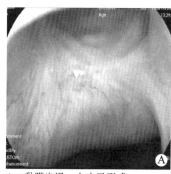
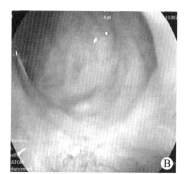

A：黏膜光滑，上皮已形成　　　　B：囊腔的深部黏膜光滑，上皮形成

图 2　鼻底开窗术术后半年（彩图见彩插 1）

鼻内镜下鼻底或下鼻道开窗治疗上颌骨囊肿的原理是使囊肿与鼻腔形成永久性的引流通道，术后应尽可能保持开窗口通畅，术后酌情给予鼻喷药物以减轻局部水肿，腔内的囊肿上皮保留，所以恢复很快；定期复诊开窗口，清理可能产生的痂皮，使窗口边缘尽快上皮化，减少囊肿复发的概率。

（王艳华　张庆泉　许玲　徐鸿玮　贾丽丽　刘英娜）

9 鼻内镜下累及上颌窦的上颌骨囊肿手术

颌骨囊肿是口腔颌面部的常见疾病，尤其是上颌骨囊肿，常可膨胀发展累及鼻腔鼻窦，尤其是鼻底和上颌窦底。上颌骨囊肿可分为两大类：一类为牙源性囊肿，如含牙囊肿、根尖周囊肿及牙源性角化囊肿等；另一类为非牙源性囊肿，如鼻腭囊肿、正中囊肿、鼻唇囊肿、上颌骨动脉瘤样骨囊肿等。其中以牙源性囊肿多见，约占上颌骨囊肿的 90%。

近年来针对上颌骨囊肿的研究发现，囊肿增大的发病机制大致有以下几种观点：①颌骨内残留上皮增生、发育，形成复层扁平上皮和纤维结缔组织，并发生坏死液化形成囊腔；②囊内液体的不断渗出，使得囊内渗透压持续上升，导致囊腔逐渐增大，压迫其外围骨质，引发破骨细胞自囊壁外吸收骨组织并可导致颌骨膨隆增生；③囊内容物产生前列腺素、白细胞介素-1 等骨吸收因子，由囊内向囊外作用，参与骨吸收。

9.1 诊断

累及上颌窦的上颌骨囊肿早期无明显症状，因此诊断不易，极易误诊或漏诊，有时可因 X 线检查或 CT 检查无意中被发现，后期出现面部膨隆畸形、局部胀痛、牙痛、牙龈流脓、鼻塞、脓涕等症状后才引起注意，根据以上症状，结合影像学经常容易诊断。应注意与上颌窦囊肿、上颌窦炎、上颌窦肿瘤等鉴别诊断。

9.2 治疗

上颌骨囊肿的治疗需要结合不同的部位和病变特点及患者自身情况综合考虑，选择恰当的治疗方法。

开窗减压术是近年来临床中逐渐兴起的一种治疗颌骨囊肿的术式，主要通过在上颌骨骨质破坏最严重的部位，即隆起的部位，局部切开囊壁进行引流清创，继而达到清除囊肿的目的。其能有效阻断囊液对水分的吸收，将颌骨生存机制破坏，可以最大限度地保留颌骨。该术式从囊肿发生机制的原理入手，术中经口内入路，选择囊肿最膨隆处开窗，引流出囊液并冲洗囊腔，去除囊肿外骨质并切除部分囊壁组织，使囊腔内压力降低，减小向外围膨胀增长的机械压；同时开窗后囊内压力减小，形成负电荷，可破坏囊内容物参与的对骨质的吸收，刺激成骨细胞生长并提高促骨形成因子的活性，从而促进囊腔周围骨质重建和新生，达到缩短疗程、治愈颌骨囊肿的目的。其优点为操作简单、创伤小、风险小、术中出血量少，且术后并发症发生率较低，被专家们认定为治疗颌骨囊肿临床疗效较好的方案。但是囊肿较小可以即刻封闭切口，囊肿较大则需要口腔内造口，待囊肿缩小定型后再行二次手术。术后需要每天冲洗囊腔。

还有采用经口入路的囊肿刮治术和根管治疗等。刮治术需切除部分上颌骨骨质，分离面部软组织，术中创伤较大，术后患者容易出现面部肿胀、麻木等并发症。齐国荣等通过手术方式对比研究发现，经刮治手术治疗的牙源性上颌骨囊肿患者的囊腔容易形成无效腔，患者无效腔的不断扩大极易造成患者的术后感染，同时此术式视野狭窄，术后因佩戴阻塞器或需长期换药致患者进食不便，给患者带来较多痛苦。

9.3　笔者观点

我们多年来使用鼻内镜技术，行囊肿的经鼻手术治疗，效果良好。Safadi 等通过回顾性研究 30 例牙源性上颌骨囊肿发现经鼻内镜开窗手术治疗可有效降低术后复发率。王磊等研究发现位于后外侧壁的囊肿可采用经鼻内镜扩大上颌窦自然口入路，而位于上颌窦前壁、内侧壁、底壁、靠近泪前隐窝和齿槽隐窝者，可采用经鼻内镜上颌窦自然口入路联合泪前隐窝入路。同时，此类术式需要临床医师具备扎实的鼻部解剖基础理论及熟练的手术操作技能，避免损伤周围正常的组织解剖结构。

根据口内入路手术的弊病，结合病变的实际情况，准确地采用不同的手术入路，因人因病施治，是目前治疗颌骨囊肿重要的、正确的方式。多年来我们根据囊肿的膨胀突出不同，采取了不同的手术入路，对累及上颌窦底或同时累及鼻底者进行鼻内镜下经鼻入路手术。

具体手术方法：鼻内镜下行累及上颌窦的上颌骨囊肿手术，分为几种情况。一是囊肿同时累及了上颌窦底和鼻底，这样就从鼻底开窗引流即可。二是如果囊肿累及上颌窦底，同时累及下鼻道，使得下鼻道隆起，鼻底没有隆起，可以通过下鼻道入路行囊肿开窗引流。三是如果囊肿仅累及上颌窦底，则分两种手术，占据整个上颌窦腔时可以从中鼻道自然窦口入路开窗引流，清除突出的囊壁；没有占据整个窦腔的情况下，可以从下鼻道入路，清除囊肿突入上颌窦的隆起部分进行引流。开窗引流的窗口必须足够大，骨创过厚或引流口太小容易造成引流口闭锁，临床应该注意。除了对开窗处的囊肿上皮予以清除外，囊内的上皮予以保留，这样术后恢复就快。

临床上对颌骨囊肿累及上颌窦者，采用鼻内镜下囊肿开窗减压术的微创技术，治疗效果显著，鼻内入路不影响进食，避免食物进入囊腔，确保引流通畅，减少感染的发生，最大限度保护受囊肿累及的组织结构，减少囊腔内上皮的损伤，出血少，术后疼痛轻。手术在鼻内镜直视下进行，较少损伤周围重要解剖结构，减少了口腔上颌窦瘘的发生，值得临床推广应用。

9.4 典型病例

患者，男性，39 岁。因 X 线检查发现右侧上颌骨肿物 20 天入院（图 3）。行 CBCT 检查示右侧上颌窦可见密度增高影，右侧上颌骨内可见类圆形肿物，边界清晰，肿物上部突至上颌窦底部形

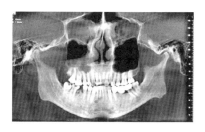

图 3　曲面断层示右侧上颌骨囊肿突至上颌窦底部

成隆起，上颌窦下部密度增高，周围骨质未见明显破坏，14、15根尖位于肿物内（图 4）。初步诊断为上颌骨囊肿。

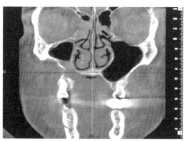

A：冠状位示右侧上颌骨囊肿累及上颌窦底部的隆起

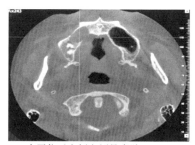

B：水平位示右侧上颌骨囊肿

图 4　CBCT 检查

入院后完善术前常规检查，在气管内插管全身麻醉下行鼻内镜下右侧下鼻道入路的上颌骨囊肿窦内开窗术。麻醉显效后，鼻内镜下用呋麻液棉片收敛双侧鼻腔黏膜，用剥离子将右侧下鼻甲骨折并推向内上方，充分暴露右侧下鼻道及鼻底，凿开右侧下鼻道骨质，进而扩大下鼻道开口，见上颌骨内囊肿在上颌窦底部隆起，刺破囊肿壁，囊肿破溃后可见囊液呈胆固醇样结晶流出，吸净囊液，取部分囊壁组织送病理检查，动力系统清除病变组织（图5，图6），鼻腔内填塞膨胀海绵。术后予以布地奈德雾化吸入，头孢呋辛钠静脉滴注预防感染，术后第3天抽取鼻腔膨胀海绵，检查见下鼻道开窗口开放良好，边缘假膜，腔内囊肿开放处略水肿。病理报告：纤维组织中慢性炎细胞浸润，肉芽组织增生。术后第5天患者康复出院。

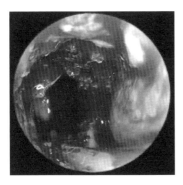

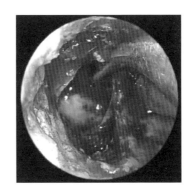

图5　下鼻道入路暴露上颌骨囊肿窦底的隆起（彩图见彩插2）　　图6　动力系统开放至上颌窦底的隆起（彩图见彩插3）

术后1个月复诊，鼻内镜检查示下鼻道开窗处边缘整齐，上皮已形成，囊腔内黏膜光滑（图7）。未见血凝块及脓性分泌物。随访1年多，开窗口通畅。

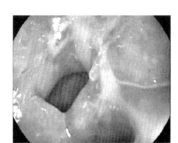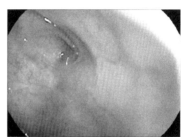

A：窦口上皮化良好，局部黏膜略肿 　 B：窦腔内黏膜光滑

图7　术后1个月复查（彩图见彩插4）

根据笔者经验和此病例提示对上颌骨囊肿累及上颌窦的病例，采用鼻内镜下经鼻入路手术治疗效果令人满意，但是对于没有突出到上颌窦的病例，或者囊肿仅在上颌窦底边缘的情况下，应该和口腔颌面外科进行多学科会诊，充分讨论研究是适合鼻内入路还是口内入路，或者学科联合进行手术，这才是对患者负责，不能拘泥于一种术式包治百病，这是不可取的。

（许玲　张庆泉　王艳华　徐鸿玮　刘英娜　贾丽丽）

10　鼻内镜下累及鼻中隔的上颌骨囊肿手术

颌骨囊肿属于口腔颌面部较为常见的良性病变，具有病程长、起病隐匿的特点，任何年龄阶段均可发病，疾病发生后不仅会破坏颌骨，引起面部畸形，部分患者还可能出现其他相关症状，甚至发生感染，对患者身心健康影响较大。

累及鼻中隔的上颌骨囊肿，一般有发生于前牙的上颌骨囊肿（包括含牙囊肿或根尖周囊肿）、鼻腭囊肿、腭正中囊肿、腭后囊肿等。发生于前牙的上颌骨囊肿（包括含牙囊肿或根尖周囊肿）基本无规律可循，根据发生的部位和牙齿不同而症状、体征各异，但有一个共同的规律就是前鼻部隆起，压之有乒乓球样感，这与鼻腭囊肿有相似之处，而腭正中囊肿可有鼻底的隆起。早期患者多无明显自觉症状，患者因鼻面部膨隆畸形、鼻塞或疼痛就诊，此时囊肿已较大，常累及鼻腔底、上颌窦或鼻中隔，累及鼻中隔的囊肿多为鼻底的两侧隆起，或一侧重一侧轻，鼻塞根据鼻底的隆起轻重而定。

10.1　诊断

发生于前牙的上颌骨囊肿（包括含牙囊肿或根尖周囊肿）、腭正中囊肿、腭后囊肿等应该早诊断、早治疗，对患者的上颌骨及颌面部骨骼给予相应的保护，尽量减少骨缺损的发生。根据患者病史、临床表现、鼻内镜检查、腭部检查，以及影像学检查（特别是 CBCT）可以诊断。CBCT 检查可以准确判断病变范围、颌骨缺损体积及与周围重要解剖结构的毗邻关系，可以较好地了解术前风险并提供更加合理的手术方案。鼻内镜检查可以明确囊肿累及鼻底的程度和范围，结合 CBCT 可以很好地确定诊断和治疗方案（图8）。

10.2　治疗

累及鼻中隔的不同囊肿的手术治疗和传统的颌骨囊肿治疗一样，分为刮治术和开窗减压术。对小的囊肿，刮治术可一次性将囊壁组织刮除，治疗周期短，操作相对简单，不需要患者反复就诊，且患者术后无须佩戴塞治器及每日冲洗，给患者的术后生活

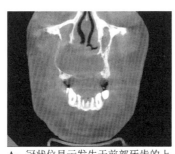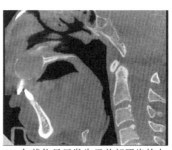

A：冠状位显示发生于前部牙齿的上颌骨囊肿，除了鼻唇部隆起，还有双侧鼻底的隆起，右侧重

B：矢状位显示发生于前部牙齿的上颌骨囊肿，向鼻唇部、鼻底、腭部隆起

图 8　CBCT 检查显示鼻腭囊肿累及鼻中隔

带来极大便利，患者术后护理也更简单。不过由于刮治术中一些"死角"无法直视，常因刮治不彻底而复发，并且刮治术创伤大，容易损伤血管神经，甚至造成较大面积颌骨缺损与牙齿损坏；愈合时间长，恢复缓慢，感染率较高。而较大的囊肿则需要行开窗减压术，该类手术创伤小，并发症明显减少，其最大的优势在于微创及牙髓活力的保持，与传统的刮治术相比，既有利于囊腔波及牙齿的牙髓活力的保留，又有助于牙髓活力恢复至正常，但是由于术后需要佩戴塞治器并反复冲洗，对患者的依从性及自我护理能力要求较高。

10.3　笔者观点

鼻内镜经鼻入路手术的创伤小，更利于患者术后的恢复。鼻内镜入路术可将鼻底隆起的囊肿顶壁有效切除，并以物理的方式促使创面光滑，可促进参与囊壁和鼻腔创面的有效对接从而形成一个开放性的囊腔，像鼻窦一样开窗于鼻腔，但这一囊腔的结构特点和鼻黏膜相近，所以在术后会经过鼻黏膜的诱导而成为鼻黏膜的一部分。根据囊肿部位、大小、范围及其与鼻腔、鼻窦各壁的位置关系，采用鼻底开窗即可，若巨大囊肿影响到下鼻道、上颌窦，可以联合经下鼻道入路手术，进一步扩大上颌窦自然口入路，联合泪前隐窝入路尽可能开大囊肿的开窗口，使囊肿壁与鼻底或鼻窦壁融合，形成共腔，确保囊肿上皮与鼻腔鼻窦黏膜融合形成恒久通畅的引流通道。防止开窗造口过小，从而引流不畅导致囊肿复发，一般该类囊肿较少累及如此广泛，但是也有报道，临床不能忽视。

发生于前牙的上颌骨囊肿（包括含牙囊肿或根尖周囊肿）、鼻腭囊肿、腭正中囊肿、腭后囊肿如果局限于骨组织内，比较容易完整、干净地切除，若囊肿累及鼻中隔，一般都在鼻中隔的底部两侧形成隆起，边缘成角较多，囊壁返折角较多，很难刮除干净，易残留囊壁，增加复发概率。口内开窗有长期放置塞治器、需冲洗和换药，以及二次手术等弊病，严重影响患者的生活质量。而鼻内镜下经鼻腔底或下鼻道入路手术，开窗切除治疗累及鼻中隔的囊肿，相对传统手术，口内前庭沟入路行囊肿刮除术具有视野清晰、手术时间短、创伤小、术后反应轻、恢复快、简单高效、手术操作更加精细、风险低、提高患者生活质量等优点，也符合现代微创技术的发展趋势。

随着鼻内镜技术的发展及口鼻外科（鼻口腔外科）理念的逐步形成，对累及鼻中隔的发生于前牙的上颌骨囊肿、鼻腭囊肿、腭正中囊肿、腭后囊肿等术前进行手术评估，常规行鼻内镜检查及 CBCT 检查，观察隆起的部位、范围、大小等（图 9），如果累及鼻底较多，推荐采用鼻内镜下鼻底开窗引流术。对双侧隆起，选择隆起更明显的一侧或者鼻道较宽敞的一侧开窗；对单侧隆起，选择隆起侧开窗（图 10），开窗口尽可能大一些，边缘尽量修剪整齐，防止术后开窗口闭合，反之，则可以根据实际情况采取口腔内的入路手术。

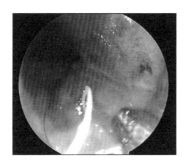 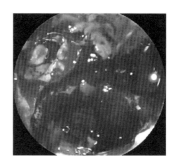

图 9　鼻内镜下见左侧鼻底的隆起，触之软（彩图见彩插 5）　　　图 10　鼻内镜下左侧鼻底开窗后囊肿腔内的情况，由腔内可见通向右侧鼻底的腔隙（彩图见彩插 6）

（张学斌　张庆泉　杜平功　孙超）

11　鼻内镜下口腔上颌窦瘘经鼻经口修补术

口腔上颌窦瘘是口腔与耳鼻咽喉头颈外科较为常见的疾病，病因很多，大部分都由拔牙和上颌窦手术所引起，少部分与复合创伤和局部肿瘤有关。

由于解剖因素，上颌后牙与上颌窦的关系密切，牙根位于上颌窦内，拔除此类牙齿必然发生上颌窦瘘。以前拔牙不做 CBCT 检查，拔牙后口腔上颌窦瘘发生率很高，现在由于 CBCT 的应用，出现此类瘘的情况已经减少。拔牙时牙根进入上颌窦是口腔上颌窦瘘的另一个原因，是口腔颌面外科常见的并发症之一。在正常情况下，上颌前磨牙与上颌磨牙的牙根通过厚度不等的致密皮质骨与上颌窦底分隔，但有时它们之间仅隔一层黏骨膜，甚至牙根可直接进入上颌窦，因此，拔牙时若使用暴力向上挺松牙根，有可能导致折断的牙根移位到上颌窦中。一旦发生移位，残留的牙根会使患者感到不适，并可能导致一些严重的并发症，如疼痛、慢性上颌窦炎、口腔上颌窦瘘、脑膜炎、颅内脓肿等。

拔牙导致的口腔上颌窦瘘仍然是目前的主要原因，下面以这种原因进行探讨口腔上颌窦瘘的经口经鼻修补手术。

11.1　治疗

拔牙导致断根进入上颌窦是多方面因素造成的，尽管有研究表明如果断根小于 3 mm，并且没有上颌窦炎或其他局部症状，将残根留在上颌窦内是安全的，但当断根进入上颌窦时，首先应考虑手术取出，对形成的瘘也应进行修补。传统的手术方法是扩大牙槽窝，用刮匙或镊子伸入上颌窦内探查并取出牙齿。这种方法具有偶然性、盲目性，费时费力，且过多地去除牙槽嵴顶的骨质会给患者后期种植修复带来困难，还易发生感染。相比而言，上颌窦前外侧壁入路可以保证更好的手术视野，取出牙齿并修补上颌窦瘘。但如果不进行骨移植，可能导致上颌窦侧壁骨质缺损。

严重的口腔上颌窦瘘需要口腔科联合耳鼻咽喉科进行手术修补。在鼻内镜技术应用以来，我们不仅把鼻内镜技术用于经鼻修补手术，还用于经口的口腔上颌窦瘘的术前检查、冲洗治疗，以及经口的修补手术等。

11.2　笔者观点

（1）鼻内镜的使用。现在鼻内镜已被广泛使用和讨论，近年来口腔内镜的使用也逐步增多。内镜的应用提供了良好的手术视野，减少了手术的损伤和风险，并且可以最大限度地保护邻近重要结构。在口腔领域，内镜主要用于牙周、种植和牙槽外科手术。在过去的 10 年中，一些研究者报道了在鼻内镜辅助下取出进入上颌窦的牙根、牙髓充填材料和牙种植体的成功案例。基于这些证据并结合我们的临床经验，我们认为鼻内镜辅助手术有以下优点：①手术过程中提供清晰的手术视野，可在直视下完成操作，同时内镜具有放大作用，方便术者判断上颌窦内的情况，因此操作较为精准，取出异物时较为安全，对上颌窦黏膜损伤小，减少了上颌窦感染的风险，最大限度地保留上颌窦的功能；②帮助术者避免神经、血管及邻近重要组织、器官的损伤；③使手术创口最小化，减小手术瘢痕，有利于术后恢复。但是内镜手术需要术者进行相关专业培训，并且受到异物大小及位置的限制，这增加了内镜应用的局限性，尽管如此，这并不妨碍内镜成为取出上颌窦内异物和修补口腔上颌窦瘘的首选方法，而且可以同时使用鼻内镜进行经鼻和经口的口腔上颌窦瘘的修补，可以在下鼻道入路下，直视上颌窦底部，将上颌窦底部的瘘口处做成创面，取上颌窦内的带蒂黏膜瓣转移至瘘口处塞入，或者取游离鼻腔鼻窦的黏膜瓣塞入瘘口处，应用水囊或气囊填塞压迫，对口腔内的瘘口同时予以封闭。

（2）牙齿的取出。在应用鼻内镜辅助取出上颌窦内异物时，可采用上颌窦前外侧壁、中鼻道、下鼻道 3 种入路方法。由于角度的限制，经中、下鼻道入路适用于取出上颌窦中后部的异物，此时需要选用 30°或 70°内镜。当异物位于上颌窦前下部时，可以根据需要选用0°、30°或70°内镜，于上颌窦前外侧壁翻开小的骨窗，在直视下精准取出异物，最大程度上保护眶下神经、血管。

（3）瘘口的经口修补。若上颌窦瘘已经发生，则需立即处理，因为一期修复的成功率一般较高，可以达到90%以上，而二期手术的治疗成功率大大下降。一般小于2 mm的穿孔可待血凝块机化、成骨后即可愈合；对2～5 mm的穿孔，填塞吸收性明胶海绵或胶原蛋白后关闭创口，可以达到修补效果；大于7 mm的穿孔则需松解附近黏骨膜，利用邻近组织瓣，进行口腔上颌窦瘘修补术。

不能直接拉拢缝合时可采用转移组织瓣或生物材料填充等方法关闭术区，具体方法如下。

1）颊黏膜瓣。颊侧梯形黏膜瓣常用于修复直径＜1 cm的口腔上颌窦瘘口，此法通过降低颊侧牙槽骨、减小前庭沟实现无张力缝合，会对患者后期义齿的修复产生影响，后期必要时需加深前庭沟术或植骨等二次手术。另外，颊侧梯形黏膜瓣较薄，深面缺乏骨支撑时，常常会再次出现上颌窦瘘。

2）腭黏骨膜瓣。腭侧黏骨膜舌形瓣有足够的厚度，较少出现上颌窦瘘再次发生的情况，也可避免前庭沟变浅的问题，但因腭部位置的特殊性，在修复上颌后部缺损时，通常需旋转较大角度才可覆盖术区，易造成腭瓣内的腭大动脉扭曲，导致腭瓣坏死，修复失败；其次，转瓣后腭部骨面暴露，患者要承受较长时间的疼痛及进食障碍。

3）颊脂垫瓣。颊脂垫瓣修复口腔上颌窦瘘有以下优点：①颊脂垫瓣大部分为脂肪组织，可塑性强，可与缺损区较好地贴合；

②有丰富的血管网，血运良好，抗感染能力较强，移植后可以迅速上皮化，形成角化复层扁平上皮，其外观与口腔上皮相似；③供区与受区邻近，大多是在同一创口内，不存在转瓣的问题，组织瓣易成活；④位于颌面深部及骨—肌肉间隙，取出后不会造成较大损伤，自身恢复能力强，不会造成供区畸形；⑤解剖位置固定，颊脂垫很少受到邻近恶性肿瘤或良性肿瘤的影响，主要靠韧带与周围组织相连，制取方便，切口隐蔽，不会造成面部畸形。

4）唇龈沟黏膜瓣。可以使用唇龈沟的带蒂黏膜瓣，可根据瘘口的具体情况做成推进的唇龈沟黏膜瓣、旋转的唇龈沟黏膜瓣、岛状的唇龈沟黏膜瓣等。优点是可伸缩性比较大，缺点是上唇龈沟变浅。

5）可吸收生物膜。以上4种方法仅能完成上颌窦—口腔瘘的软组织闭合，无法有效形成骨封闭和修复骨组织缺损。单纯软组织修补术存在一定缺陷：①由于仅由软组织瓣封闭，愈合过程中的组织瓣等不稳定因素增加了上颌窦瘘修补术的失败风险，特别是单组织瓣修补风险较大，所以对略大的瘘口提倡复合瓣修补；②在上颌窦瘘愈合后，若行种植修复术，需再次行上颌窦提升手术，造成二次手术，增加患者病痛，延长了种植修复疗程。利用可吸收生物膜材料可通过外提升术后的袋状膜覆盖，骨粉充填，最后完成牙槽嵴瘘管的骨粉充填及盖膜，完全形成"三明治式"骨组织充填，因此，可称为上颌窦瘘"三明治式"软、硬组织修复术。该术式具有以下优势：①软、硬组织同时修补，减少了单纯软组织修补上颌窦瘘术后复发的概率；②软组织与骨组织同期修复，减少了患者二期骨增量手术的痛苦及等待时间；③术中应用骨替代材料同时配合可吸收生物屏障膜进行骨修复，无须自体骨，避免了取骨区创伤和感染；④为口腔种植修复提供了理想条件，缩短了种植修复疗程，节约了医疗资源。

（4）经鼻的口腔上颌窦瘘的修补。在鼻内镜下经下鼻道开窗，鼻内镜进入上颌窦后，探查上颌窦底部，查找瘘口位置，小的瘘口可以在鼻内镜下做成创面，使用上颌窦底部周围的黏膜组织进行瘘口填塞，如果黏膜组织不够，可以使用鼻腔的鼻甲组织进行游离组织瓣的瘘口填塞，也可以使用脱细胞真皮基质瓣膜进行填塞，还可以联合复合瓣膜修补瘘口，然后组织瓣表面覆盖吸收性明胶海绵，气囊或水囊压迫，对口内创面进行缝合。

（5）经鼻经口联合修补。对比较复杂的口腔上颌窦瘘可以采取经鼻经口联合入路修补，修补的成功率很高，可以选择病例进行，经鼻经口均可以在鼻内镜辅助下进行。

我们最近治疗的 2 例病例：病例 1 的断根进入上颌窦内，位于上颌窦下部，上颌窦内无明显炎症，但是患者后期有种植牙需求，所以我们采用上颌窦前外侧壁入路，在取出上颌窦牙齿的同时进行上颌窦提升术，先缝合上颌窦内的黏膜破裂口，植入骨粉后又严密缝合了口腔内的瘘口，我们进行的这种同时植入骨粉的上颌窦瘘口的修补，严密缝合两侧的创口很重要，术后观察效果良好；病例 2 是种植牙后感染形成了复杂的口腔上颌窦瘘，反复治疗不愈，我们先通过 30° 的鼻内镜，经下鼻道入路进入上颌窦，探查上颌窦底部的瘘口，结合口腔侧的探查，术中明确了诊断，实现了瘘口的口、鼻两端的双向封闭，大大提高了手术的成功率，降低了患者需要二次手术的风险。

11.3 典型病例

病例1 患者，女，54岁。因发现左侧上颌窦异物2天来我院就诊，以"左侧上颌窦异物"收入院，追问病史，30年前曾行左上后牙拔除术，术后自觉左侧鼻塞及左眼不适至今。口腔检查：26、27缺失，缺牙区牙槽骨吸收明显，垂直高度不足。颊腭侧牙龈无明显红肿，未扪及膨隆，按压无疼痛。23～25烤瓷冠修复，23Ⅱ度松动，24、25无明显松动，23～25均无叩痛。CBCT示左侧上颌窦内可见约0.3 cm×0.8 cm高密度影，上颌窦底黏膜无明显水肿，26、27区牙槽骨吸收。诊断：上颌窦异物（左）。本次手术行左侧上颌窦异物取出术，因患者有种植牙需求，遂同期行左侧上颌窦提升术。本案例治疗前经患者及家属知情同意，并签署知情同意书。

手术过程：于24至磨牙后区偏颊侧做水平切口，翻瓣，见25远中骨质部分缺损，上颌窦底黏膜暴露，钝性分离黏膜，见上颌窦内异物与上颌窦底黏膜粘连，遂于此处横向切开窦底黏膜，钝性分离后，用止血钳取出异物（图11，图12），见异物为牙齿残根，约0.3 mm×0.8 mm大小；内镜下见上颌窦内无明显炎症，用大量生理盐水冲洗，确认无明显出血点，钝性分离后，对位缝合上颌窦底黏膜，并于窦底黏膜表面放置Bio-Gide胶原膜1枚，填塞Bio-Oss骨粉2.0 g，逐渐提升上颌窦底黏膜约8 mm，于骨粉表面放置Bio-Gide胶原膜1枚，对位缝合创口（图13）。术后嘱患者勿用力鼓气、擤鼻涕、打喷嚏，勿用吸管进食，术后2周拆线。术后1个月复查，患者自觉左侧鼻塞及左眼部不适有明显改善，复查CBCT示术区骨粉在位良好，骨质正常愈合中（图14）。

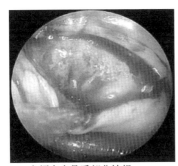

A：上颌窦底骨质部分缺损

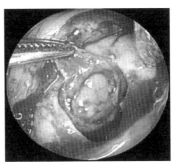

B：横向切开窦底黏膜，钝性分离后充分暴露异物

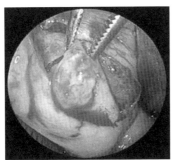

C：止血钳取出异物

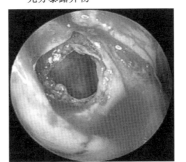

D：上颌窦内未见明显炎症

图 11　取出上颌窦内异物（彩图见彩插7）

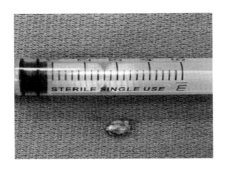

图 12　上颌窦内异物（彩图见彩插8）

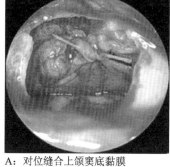

A：对位缝合上颌窦底黏膜

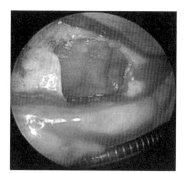

B：于窦底黏膜表面放置Bio-Gide胶原膜

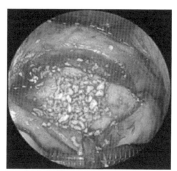

C：植入骨粉

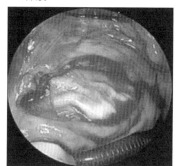

D：于骨粉表面放置Bio-Gide胶原膜

图 13　鼻内镜辅助下进行修补（彩图见彩插 9）

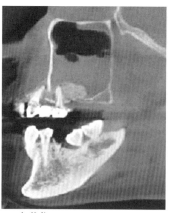

A：矢状位

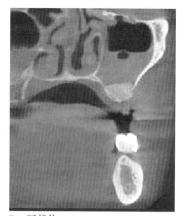

B：冠状位

图 14　术后 1 个月复查 CBCT

病例2 患者，女，71岁。因种植体植入术后3个月喝水自鼻腔流出1月余就诊，以"口腔上颌窦瘘（左）"收入院。27处可见约3.0 mm×3.0 mm大小圆形瘘口，有黄色分泌物流出，呼吸时可见瘘口分泌物随呼吸上下波动，周围黏膜略红肿，触诊稍感疼痛。双侧腮腺导管口未见异常，分泌液清亮。舌体形态良好，活动自如，无麻木感。鼻内镜检查示鼻腔黏膜略充血，双侧下鼻甲无肿大，左侧下鼻甲呈分叶状，左侧上颌窦口显示不清。鼻咽部黏膜充血，未见新生物。口内左侧上颌见种植钉2枚，其后方见瘘孔，瘘口处见淡黄色分泌物。CBCT示左侧上颌窦底不连续，与缺牙区牙槽窝影像通联，对应上颌窦黏膜弥漫性密度增高（图15）。诊断：口腔上颌窦瘘（左）。行鼻内镜下经鼻经口上颌窦瘘复合瓣修补术。本案例治疗前经患者及家属知情同意，并签署知情同意书。

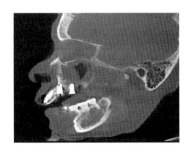

图15 种植后上颌窦感染

手术过程：棘轮扳手反向旋出26种植体（图16A）。在鼻内镜引导下，用彭氏电刀电凝左侧下鼻道黏膜，骨凿自电凝处斜向外上方约45°凿入左侧上颌窦，内镜下见位于左侧上颌窦外下壁的瘘孔，探针探查瘘孔与口腔相通（图16B），剥离瘘孔内侧缘黏膜，嵌入并覆盖瘘孔，吸收性明胶海绵置于覆盖瘘孔的黏膜表面（图16C），否留氏尿管自下鼻道开窗口处置于左侧上颌窦内，向气囊内充气约 15 mL，检查气囊固定良好，动力系统清除气囊周边肥厚的黏膜，膨胀海绵填塞开窗口处及总鼻道。于 26 ~ 27 牙槽嵴顶做水平切口，翻开颊、腭侧黏骨膜瓣（图16D），搔刮 26 拔牙窝及 27 窦道去除上皮，大量生理盐水冲洗拔牙创面，松解颊侧黏膜，嵴顶填塞 3 枚胶质银海绵（图16E），对位缝合切口（图16F）。术后 4 日拆除气囊，术后 2 周拆除口内缝线，患者自觉喝水自鼻腔流出症状消失。术后 2 个月复查，瘘口愈合（图17）。

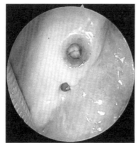
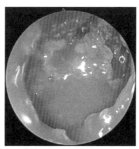
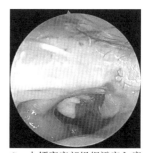

A：旋下26种植体后可见两个口腔上颌窦瘘

B：鼻内镜下下鼻道入路，可见位于左侧上颌窦外下壁的瘘孔，探查瘘孔与口腔相通

C：上颌窦底部组织瓣塞入瘘的上颌窦侧，吸收性明胶海绵置于覆盖瘘孔的黏膜表面

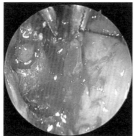
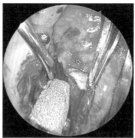
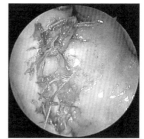

D：于26~27牙槽嵴顶做水平切口，翻开颊、腭侧黏骨膜瓣

E：嵴顶填塞3枚胶质银海绵

F：对位缝合切口

图16　手术过程（彩图见彩插10）

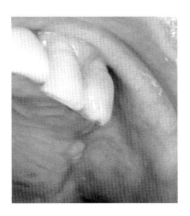

图 17 术后 2 个月瘘口愈合（彩图见彩插 11）

口腔上颌窦瘘的修补应该根据具体情况，采用准确的诊疗方案，对复杂的口腔上颌窦瘘应该采取联合手术的方式进行。

（王彬晨 王思敏 杜平功 张庆泉 柳忠豪）

12 鼻内镜下牙源性颌骨囊肿经口入路手术

颌骨囊肿是口腔颌面外科的常见病、多发病，根据组织来源可分为牙源性和非牙源性，牙源性颌骨囊肿根据其来源不同又分为炎症性和发育性两大类。炎症性囊肿临床常见的为根端囊肿，发育性囊肿主要有含牙囊肿、牙源性角化囊肿等。

颌骨牙源性囊肿多见于青壮年，可发生于颌骨的任何部位。根端囊肿多发生于上前牙和下磨牙区；含牙囊肿在 10 岁之前多发生于下颌前磨牙，10～20 岁患者的病变多位于上颌尖牙，20 岁以上患者的病变多位于下颌第 3 磨牙；牙源性角化囊肿好发于下颌第 3 磨牙区及下颌升支部。

12.1 诊断

牙源性颌骨囊肿生长缓慢，早期无自觉症状。若病变持续发展，可出现颌骨膨隆，形成面部畸形，大到一定程度时可使唇颊侧骨壁变薄，触诊时可有乒乓球样感，若表面骨壁消失，囊肿位于软组织下，触诊可有波动感。若骨质破坏较多，下颌骨可能引发病理性骨折。发生于上颌骨的囊肿，可累及鼻腔及上颌窦，甚至眼球受压，影响视力，若邻牙根周的骨质发生吸收，可导致牙齿移位、松动。

根据病史、临床表现及影像学检查进行初步诊断，诊断根端囊肿的主要依据是有病灶牙存在，含牙囊肿病变区可见受累牙未萌出。穿刺诊断也是比较可靠的诊断方法，未感染的含牙囊肿穿刺可吸出黄色或草绿色囊液，角化囊肿则为白色的皮脂样角化物。X线检查对辅助诊断囊肿帮助较大，一般囊肿的X线检查示一清晰圆形或卵圆形的低密度阴影，边缘整齐，周围常呈现一白色骨质反应线，角化囊肿有时边缘不整齐。

12.2 治疗

目前颌骨囊肿主要的治疗手段包括经口入路的手术刮治或开窗减压。对于颌骨前部的囊肿，手术视野相对清晰，手术刮治更彻底一些；而位于颌骨后部的囊肿，手术视野要差一些，往往不能在直视下进行刮除，残余的囊壁增大了术后复发的风险。有时对于后部的囊肿，为了能够刮除得更彻底一些，需要扩大开窗口，这就破坏了较多的颌骨骨质，增加了手术创伤，不符合微创外科的要求。而且这种不能在直视下的盲目刮治手术，不仅增加了损伤周围重要血管、神经的概率，术后复发的风险也会大大提高，也不符合精准治疗的理念要求。另外，对于大型的颌骨囊肿，传统的治疗手段往往是需要经口进行开窗减压，待囊肿缩小后再行刮治，但是开窗减压治疗周期较长，为了维持开窗口的引流通畅，术后放置引流管或长期佩戴塞治器，不仅长期影响患者的进食体验，而且不利于口腔卫生，尤其在需要保留囊肿累及的患牙方面，经口入路存在很大的局限性。

12.3　笔者观点

（1）经鼻的鼻内镜手术。随着内镜技术的快速发展，内镜技术的临床应用范围变得越来越广泛。在我们的前期临床研究中，对大型的上颌骨囊肿，尤其是突入鼻腔和上颌窦的颌骨囊肿，进行了鼻内镜下经鼻开窗，根据囊肿的部位、大小等因素，我们选择经鼻底、下鼻道或中鼻道进行开窗（图18），均取得了令人满意的效果，术后未见明显并发症。为了保持开窗口的通畅，开窗口的直径至少在1 cm以上，尽可能多地去除开窗口周围的骨质，术后避免开窗口的闭合。一般来说，开窗口越大，引流越通畅，术后效果就越好。相比于经口开窗，经鼻开窗只要掌握适应证，就存在诸多优势：在患者的体验上，口腔内没有伤口，不影响术后的进食，有利于口腔卫生的维护，不用长期佩戴囊肿塞来维持引流口的通畅，不用冲洗换药；在术后并发症方面，降低了口腔—上颌窦交通的发生概率，有利于患牙的保留，鼻腔内本来就有自然窦口与上颌窦交通，开窗口可以长期保留；在术后效果方面，与经口相比，取得了同样的效果。但该术式也存在一些不足，如术后鼻腔内需要填塞膨胀海绵进行压迫止血，导致

鼻通气不畅，短时间内无法经鼻呼吸，患者会出现憋气，甚至
头痛的可能；鼻腔填塞膨胀海绵有可能压迫鼻泪管，短时间内
会出现溢泪等情况。

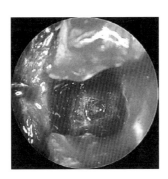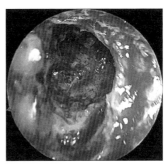

图 18　鼻内镜直视辅助下刮除上颌骨囊肿囊壁（彩图见彩插 12）

（2）经口的鼻内镜的应用。随着鼻内镜的普及，鼻内镜应用
于口腔颌面外科的优势也不断被开发，鼻内镜可以很好地改善手
术视野，鼻内镜辅助经口的颌骨囊肿刮治术也成了新近发展起来
的手术方式。借助于冷光源、0°、30°或 70°角度镜及显示器的放
大效应，可以对囊腔的四周进行直视下观察，彻底清除囊壁和肉
芽，降低囊壁残留的风险，减少盲区，帮助口腔外科医师全方位
观察，降低囊肿复发率。同时，还可以清晰地观察到血管、神经
等颌骨内的重要结构，减少对血管、神经的损伤，也易于术中识
别、分离囊壁与下牙槽神经、囊壁与上颌窦壁。此外，内镜辅助
的囊肿刮治可以将软组织和骨组织切口缩小，降低手术创伤。虽
然鼻内镜为颌骨囊肿的治疗带来了诸多优势，但仍存在一些不足，
如当囊腔内渗血或出血较多时，囊腔内的血液会污染镜头，进而
影响手术视野，因此术中要尽量减少囊腔内的出血。

总之，对突入鼻底或累及上颌窦的囊肿，尽可能采取经鼻的鼻内镜下开窗手术；对颌骨局限性的颌骨囊肿，采用经口入路。应该充分利用内镜的优势，在把握好适应证的基础上在内镜下将囊肿彻底刮除，做到真正的精准、微创，融入医学发展趋势，造福更多患者。

（徐大朋　孙超　杜平功）

13　鼻内镜下牙源性上颌窦炎手术

由牙或牙周围组织疾病引起上颌窦底结构的破坏，从而引起上颌窦炎，称为牙源性上颌窦炎（odontogenic maxillary sinusitis, OMS），发病率约占上颌窦炎的10%。与非牙源性上颌窦炎不同，牙源性上颌窦炎有其独特的发病特点及治疗理念。

牙源性上颌窦炎是一种由口腔和上呼吸道细菌共同感染的多菌感染，以厌氧菌为主。主要厌氧菌包括普氏菌属、消化链球菌属，主要需氧菌包括金黄色葡萄球菌、肺炎链球菌，亦发现放线菌、曲霉菌等。

病理表现多为上颌窦黏膜慢性炎，可伴息肉形成或纤维增生，或两者均有；囊肿性病变，其囊壁为复层扁平上皮衬覆；异位牙根周围组织为慢性炎症改变，时间长者可有上皮形成。

大部分的牙源性上颌窦炎是由牙槽手术或牙源性感染导致施耐德膜病变所致。主要的病因可归纳为以下几个方面：①牙髓感染途径；②牙周感染途径；③颌骨囊肿感染；④医源性感染：牙槽外科、根管治疗、种植手术。

13.1 诊断

牙源性上颌窦炎主要症状是患侧面部肿痛或上颌窦区压痛。鼻部症状为患侧的脓性鼻漏，常表现为后鼻漏、鼻腔恶臭等。口腔表现因发病原因不同而不同。口腔检查可见相应的上颌口腔前庭沟红肿、按压牙槽骨有乒乓球样感等。

牙体检查：牙体组织缺损、隐裂、龋洞等。若有拔牙史，检查拔牙创愈合情况、口腔上颌窦交通等。

鼻窦检查：无明显特异性，鼻内镜检查可见鼻黏膜肿胀，化脓性炎症者可在患侧中鼻道上颌窦口附近有异常分泌物，或患侧上颌窦体位引流出脓液，多有腥臭味；上颌窦前壁可有压痛及叩痛。

辅助检查：影像学检查是牙源性上颌窦炎诊断的重要方法，包括根尖片、鼻窦 CT、CBCT 等。

13.2 治疗

治疗原则为去除病因、建立引流、控制感染和预防并发症。

急性期：全身应用抗生素；治疗病原牙；改善、保持鼻窦通气引流或及早建立引流；对严重的牙源性感染及其并发症，文献推荐需有效应用抗生素 3～4 周，还包括 2～3 天的全身或者局部应用鼻腔减充血剂。牙源性上颌窦炎是需氧菌和厌氧菌的混合感染，青霉素耐药多，文献多推荐头孢菌素、复方新诺明、庆大霉素、青霉素和 β-内酰胺酶的混合剂及甲硝唑等对鼻窦和口腔细菌都敏感的抗菌药物。

慢性期牙齿的治疗：对鼻腔应用血管收缩剂，保持引流通畅，或用上颌窦灌洗法；治疗或拔除病原牙，去除病灶。对拔除患牙后经局部及全身治疗不愈者，行功能性鼻内镜手术（functional endoscopic sinus surgery，FESS）。上颌窦根治术应在拔除患牙6个月后进行，一是观察患牙拔除后上颌窦炎的治愈情况，以便决定有无必要进行上颌窦根治术；二是此时牙槽窝已完全骨性愈合，避免口腔上颌窦瘘的发生，有助于根治术的成功。

13.3　笔者观点

功能性鼻内镜手术是指通过切除窦口鼻道复合体、切除窦腔内病变组织，恢复鼻窦正常通气功能，恢复上颌窦黏膜的功能，该技术具有安全、创伤小、术程短、对上颌窦黏膜自洁影响小等优点（图19，图20）。

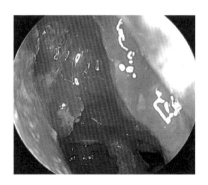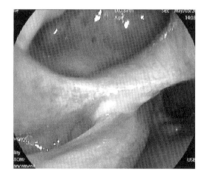

图19　切除鼻窦复合体行上颌窦　　　图20　术后3个月复查，中鼻道上颌窦
　开放术（彩图见彩插13）　　　　　　造口愈合良好（彩图见彩插14）

功能性鼻内镜手术主要步骤是采用丁卡因肾上腺素麻黄素生理盐水棉片麻醉收缩鼻腔黏膜，在鼻内镜直视下利用动力系统进行鼻息肉或病变组织的切除，并修整手术部位的边缘；切除钩突，充分显露上颌窦口区及筛漏斗；按从后至前、由里至外的方式切

除筛泡，暴露筛泡后隐窝及上隐窝；开放并切除部分中鼻甲基板，将上鼻道及上鼻甲显露；逐步切除筛上颌窦气房、筛顶气房、蝶筛气房，开放上鼻道引流通道；处理上颌窦口周围及窦内病变，开放上颌窦；进行黏膜修整，骨片残余清理、确认基板附着缘情况，填充术腔。

注意：上述鼻内镜手术步骤目前已经简单化、保守化，尽量保存正常的组织结构，上颌窦病变的处理关键在于引流口，窦内的清理不宜过重，能够开放上颌窦口引流即可。对窦腔内的处理主要是上颌窦底部，应注意牙根是否暴露、是否需要处理，这在手术前就应该确定，术中也应该和口腔颌面外科医师密切合作，拔除牙齿后有无上颌窦瘘、是否需要即刻修补等都是应该注意的问题。

特殊病变的处理：①需要处理上颌窦底部者，可以经下鼻道入路手术，这样清理上颌窦底部的病变更加直接和清晰，操作也相对方便，但是具体行何种入路手术，可以依据手术医师的习惯、手术内镜角度的选择、其他辅助设备的可供等因素；主要应考虑患者的需求、经济能力等；原则是减轻患者痛苦、提高生活质量、减少经济支出、降低政府负担等。②有口腔上颌窦瘘者，在炎症得到控制后，行口腔上颌窦修补术。对 5 mm 以上的瘘口应该在上颌窦炎症控制之后行手术修复，且多采用鼻内的瘘口填塞或剥离局部黏骨膜做瓣，或联合修补的方法修补瘘口（见"11 鼻内镜下口腔上颌窦瘘经鼻经口修补术"）。

总之，牙源性上颌窦炎的处理有 2 个原则：一是处理患牙，但是处理的时间应该根据具体的情况而定；二是上颌窦内分泌物的引流手术，如果脓性分泌物较多，窦口引流不畅，应该首先行上颌窦内分泌物的引流手术。

（刘典伟　张庆泉　杜平功　孙超　于晓红）

14　鼻内镜辅助根尖感染拔牙后的术腔处理

根尖周炎是由牙根尖周组织的急性或慢性炎症所导致。病因有多种，最常见的有以下几种：①晚期的牙髓炎，牙髓组织大部分坏死，或有细菌感染，引起根尖组织发炎；②外力撞击牙齿，根尖周组织受创伤而导致炎症；③在牙齿治疗过程中，医源性感染导致根尖周炎症。根据患牙的检查（如龋齿、牙周袋、牙齿松动度、叩痛）及影像学检查可确诊。

14.1　治疗

早期根尖周炎的治疗方法首选根管治疗。治疗原则是将患牙内的病变腐质清除干净，以促使牙根尖周组织尽快愈合。可根据不同情况采用一次根管治疗术及多次根管治疗术，有研究表明一次根管治疗术可有效降低患者的疼痛程度，减轻患者的痛苦。Nd∶YAG激光照射、超声冲洗、氢氧化钙封药等方法均可有效清除根管内毒素，但由于根管内混合细菌的感染，不同种细菌间的相互作用最终可能导致根管治疗的失败，此时只能选择拔牙。对于晚期的根尖周炎，根尖感染严重，牙周组织破坏明显，拔牙后进行修复治疗或种植治疗是患者的唯一选择。

慢性根尖周炎患者的患牙根尖周常存在较多炎性肉芽组织，

其内含有大量的炎性细胞。传统的观念认为拔牙后拔牙窝内残留的炎性肉芽组织可导致创口出血、感染，使创口愈合不良。即刻种植术对拔牙窝的软硬组织要求较为严苛，更加深了这一观念。但近些年有学者通过对拔牙后保留肉芽组织及拔牙后刮除肉芽组织的对照观察，得出了不一样的结论，他们认为保留肉芽组织会对拔牙窝的愈合产生积极的影响。主要观点总结如下：①炎性肉芽组织内含有牙周膜干细胞，对成骨有利；②炎性肉芽组织的转归取决于机体抵抗力与感染细菌毒力的强弱，并不是有炎性肉芽就一定导致拔牙窝无法正常愈合；③炎性肉芽组织及修复性肉芽组织是肉芽组织发展的两个阶段，患牙拔除后，刺激因素去除，炎性肉芽组织可能转化为修复性肉芽组织，促进成骨；④拔牙后在正常的愈合过程中，血凝块机化，同样会形成肉芽组织，进而纤维组织长入，继而成骨；⑤减少并发症：避免上颌窦瘘、下牙槽神经损伤，以及因拔牙窝骨质暴露受刺激而疼痛。

14.2 笔者观点

（1）根尖窝内肉芽是否保留。保留根尖感染患者拔牙窝内肉芽组织的方法、相关文献较少，观察病例仅百余人，尚缺少较多的临床依据，主流观念依然是彻底搔刮牙槽窝，但保留肉芽组织的理论依据可以被大部分人所接受。对于机体抵抗力较强，且炎症状态较轻的患者，我们可以保留其炎性肉芽组织，密切观察，促使其转变为修复性肉芽组织，进而成骨。而对于机体抵抗力较弱、全身基础疾病较多，或炎症状态明显的患者，我们建议将炎性肉芽组织彻底去除，避免长期的感染状态，以促进拔牙窝的愈合（图21～图23）。区别对待、因人因病制定诊疗方案是发展的方向。

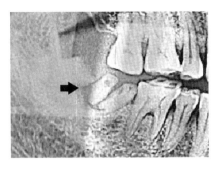

图21 曲面断层：箭头方向可见47
残根根尖阴影，诊断为47慢性
根尖周炎（彩图见彩插15）

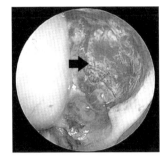

图22 鼻内镜：箭头方向为47
拔牙窝，可见拔牙窝内为肉芽
组织（彩图见彩插16）

（2）鼻内镜辅助手术。近年来，我们提出口鼻相关外科学的理念，鼻内镜在口腔内的应用越来越广泛，目前更多地应用于上颌骨囊肿经鼻入路进行治疗。通过鼻内镜下观察，我们在拔牙窝内对肉芽组织进行搔刮时，可以直观地观察到拔牙窝内

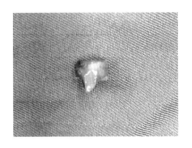

图23 完整刮除的肉芽组织
（彩图见彩插17）

的情况，避免损伤上颌窦及下牙槽神经等重要的结构，克服了手术灯光源无法照射进拔牙窝造成视野差、操作难度大的难题。同时，因内镜镜头具有0°、30°、70°等多个角度，我们可以在不扩大拔牙窝的情况下，完全观察到根尖区病变直径大于拔牙窝直径的病例，可以在损伤更小的情况下，完全刮除炎性肉芽组织。即使在不需刮除炎性肉芽组织的病例中，鼻内镜依然有较大的作用，拔牙窝内残留的异物（如棉絮等），以及游离的残留牙片、骨片可能导致拔牙窝愈合不良，有时异物、残片等直视下不易发现，通过鼻内镜观察，完全将其去除，保证了拔牙窝的良好愈合。

我们一直在关注根尖感染治疗的选择，具体到每一个患者，具体到每一个治疗方案，我们都应该斟酌进行，例如，对慢性期的根尖感染是否提前使用抗生素治疗、治疗的时限是多久、什么样的炎性肉芽可以保留、患者的全身情况是否允许保留肉芽组织、多角度鼻内镜的选择使用等，这都需要我们提前做出治疗预案，也应该在手术中灵活掌握，及时多学科会诊等都是需要的。

（苏振宇　孙超　于晓红　杜平功　张庆泉）

15　鼻内镜辅助口内入路术腔处理的应用

口腔颌面外科领域的一些常见手术，如阻生牙拔除术、囊肿及颌骨内其他肿物切除手术，手术中常可见囊腔或骨腔，对于位于后牙区、术腔开口较小或舌侧入路的手术，常因角度问题或邻近组织阻挡，较难获得良好的直视效果，此时应用内镜可较清晰地显示术腔内情况，辅助手术精准、微创完成。

15.1　常规手术利弊

如上所述，常规口内手术有很多优点，如可以直视、术野开阔、操作方便等，但是也有因为牙齿或病变的位置偏后而使角度视野不能直达、术腔创口过少、邻近组织的遮挡等致使手术操作麻烦，特殊情况又要将切口扩大、切除组织过多等弊端，需要我们在临床诊疗过程中探索。

15.2　笔者观点

（1）鼻内镜下囊肿刮除。以往囊肿刮除手术，依靠于术者经验及操作手感，对囊壁进行分离、切除，大部分囊肿刮除手术借助剥离子、刮匙等器械可以达到有效的清除效果，但可能残留肉眼无法察觉的微小囊壁，尤其是后牙区的囊肿，由于视线阻挡，无法充分地检查囊腔。此时可利用鼻内镜将囊腔

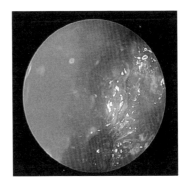

图24　鼻内镜下显示的囊壁组织
（彩图见彩插18）

四周骨壁清晰地显示在屏幕上，放大后进一步检查有无残留（图24）。

对于保留囊肿周围患牙的病例，根尖周囊肿者患牙无明显松动，可术前完善根管治疗，术中切除囊肿并进行根尖切除术，此时可利用30°或70°内镜，充分探查牙根周围，尤其是开窗口对侧的囊腔部分，避免因牙根阻挡而遗留部分囊壁，减小术后复发概率。

（2）鼻内镜下寻找出血点。无论是常规手术还是鼻内镜辅助下手术，均可能面临术腔出血的情况，一般止血方法为吸收性明胶海绵压迫或电刀电凝止血。由于颌面外科手术一般涉及上下颌骨，骨腔内的出血点邻近邻牙牙根、神经或其他重要解剖结构时，贸然电凝止血导致邻近组织损伤的风险较大。应用鼻内镜止血时，可首先用生理盐水冲洗或纱布压迫，将术腔清晰地显露，然后在鼻内镜下仔细检查出血点的位置，精准止血。同时也可以分辨腔内组织为血管或神经，避免误伤周围重要的解剖结构。使用鼻内镜辅助止血，一方面减小了手术附加损伤的风险；另一方面可避免遗漏出血点，减小了术后出血、血肿的可能。

（3）保护神经血管束。在囊肿刮除术中，搔刮时可探及囊腔

深部的软组织，此时仅依靠手感，无法准确分辨其为囊壁或暴露于囊腔的神经血管束。上颌前牙区的上颌骨囊肿及下颌后牙区根尖肿物，其病损往往距离血管及神经（鼻腭神经、下牙槽神经）较近，此时常规手术需利用口镜等器械进行观察，或使用刮匙、探针进行探查，可能造成神经及血管的损伤。而在鼻内镜观察下，通过生理盐水冲洗，可清晰地显示深部病变组织与正常组织的形态。

一般神经血管束为条索状，形态规则，而残留的囊壁可呈上皮样、肉芽样，外形一般不规整，通过鼻内镜观察形态即可辨别其性质，若为囊壁则加以刮除，若为神经血管束则注意保护。同时，对紧邻神经血管束的囊壁，也可在内镜的放大显示下，更加精准地将其剥离、刮除，从而保护神经血管束，避免术后出血、麻木等并发症的发生（图25）。

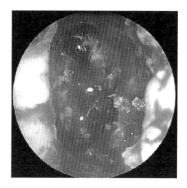

图25 下颌阻生牙及周围牙瘤术腔，可见无牙瘤残留，根方骨质完整未损伤下颌神经管（彩图见彩插19）

（4）检查上颌窦穿通。阻生牙、上颌后牙区的囊肿手术存在造成口腔上颌窦穿通的风险，对于一些小的穿孔或可疑的口腔上颌窦瘘，如果操作时突然出现落空感，或感觉局部组织质地变软，使用器械探查或鼻腔鼓气检查的风险较大，若贸然操作可能导致原本未穿通的薄层黏膜发生破损，而直视、口镜常因术腔切口较小或腔内角度问题无法观察。通过多角度的鼻内镜，或细的鼻内镜，可将镜头伸入腔内，在冲洗后可观察到深部上颌窦底黏膜是否破损，并且可以有效判断瘘口的大小（图26，图27）。

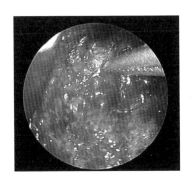

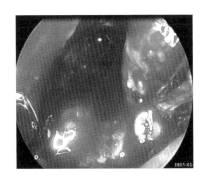

图26　牙源性病损切除后上颌窦底骨质局部缺失，窦底黏膜完整（器械所触及的白色区域为上颌窦黏膜）（彩图见彩插20）

图27　右上后牙根尖周囊肿切除术后，气泡处为上颌窦瘘口，肉眼较难分辨，内镜下可清晰显示（彩图见彩插21）

（5）其他。除上述应用外，鼻内镜还可在牙瘤切除术、阻生牙拔除后检查有无牙瘤、牙片残留，对于术前影像学检查可观察到近中阻生的智齿导致邻牙远中牙颈部密度降低的病例，可在阻生牙拔除后通过内镜检查第2磨牙远中是否有明显牙体缺损，若有缺损则告知患者术后进行牙体修复治疗。同时鼻内镜还可用于异物取出、寻找断根、辨别多生牙与邻牙牙根等。

综上所述，鼻内镜在口腔术腔处理方面有较多应用之处，当因视野问题而影响手术操作时，可考虑使用内镜辅助，从而给术者的操作带来便利。

（徐鸿玮　杜平功　孙超　于晓红　张学斌　张庆泉）

16　口鼻联合手术治疗

由于上颌骨解剖的特殊性，鼻腔、上颌窦作为上颌骨正中的腔隙和窦腔，一旦上颌骨发生病变，往往首先受到累及，或迟早会被累及。发生于上颌骨的囊肿、炎症等病变，主要可引起上唇、腭部、面部的膨隆畸形及鼻翼、鼻前庭和鼻小柱等部位的膨隆，出现鼻塞、流脓、局部胀痛、肿痛、牙痛、麻木等一系列临床症状。根据病变性质的不同，病程和症状也各不相同，一般患者病程较长，待其发现时，多已破坏范围较大或炎症较重。

16.1 治疗

因为上颌骨的病变性质不同，所出现的症状及所累及的部位不同，诊疗常规也不一样，如上颌骨囊肿类病变、炎症性病变、肿瘤性病变诊疗常规各不相同，所以在临床上不能一概而论，应该具体情况具体分析，对症诊治才是良策。

上颌骨的囊肿类病变，以往基本是从口内进行切除手术、开窗手术等，医师通过传统手术在切除囊肿的同时，需切除与囊壁粘连的上颌窦黏膜及上颌窦部分骨壁，为引流分泌物需要行下鼻道开窗，因此该术式不仅破坏上颌骨正常结构和生理功能，也可能损伤上颌神经分支，损伤眶下神经及上牙槽神经，出血较多，术后易出现上颌窦瘘、面部肿胀、感觉异常、鼻塞等并发症；减压后囊肿若不完全消失，可行Ⅱ期手术刮除。经口腔造袋引流影响进食，为避免引流口的闭锁和囊腔食物残留，可能需要使用塞治器等。

口腔上颌窦瘘基本上是口腔颌面外科医师从口内进行牙病的诊治，从口内进行瘘口修补等，耳鼻咽喉科医师则从鼻内进行下鼻道入路修补术，这种单兵作战的模式对小的瘘口是可以的，但是对大的瘘口是不合适的。

牙源性上颌窦炎者单纯拔牙，或单纯经鼻做上颌窦根治手术，总是有病灶清除不彻底的弊病。

16.2 笔者观点

（1）上颌骨囊肿类病变。对于累及鼻腔、上颌窦的上颌骨囊肿，目前我们倡导使用鼻内镜技术经鼻行上颌骨囊肿开窗减压术，也称造袋术，适用于大型囊肿（直径 >3.5 cm）。囊肿减压后，外周骨新生，囊腔减小，颌骨形态改建，外形恢复。减压术有利于保护受累的牙根及替牙期的牙胚，减小了术后遗留无效腔处置的难度，最大限度地保护颌骨的形态及功能。近年来，随着鼻口腔相关疾病诊疗思路的建立，经鼻开窗逐渐应用于上颌骨囊肿的治疗，鼻内镜技术操作简捷，修复方便，功能、外观保护更佳，有利于患者术后功能的恢复。

目前，多种鼻内镜术式可以用于牙源性上颌骨囊肿的治疗，包括鼻底开窗造口术、下鼻道上颌窦造口术、联合造口术、改良上颌骨内侧切除术和上颌窦内侧壁移位术，或泪前隐窝入路手术。一般而论，鼻内镜下上颌窦口入路适用于囊肿位于上颌窦上、后、外侧壁的患者，经下鼻道开窗入路适用于位于上颌窦内、下壁的囊肿，鼻底开窗适用于上颌骨囊肿突至鼻底而未进入上颌窦的患者，泪前隐窝入路适用于大部分的上颌骨囊肿患者，尤其是囊腔内含牙或牙根及囊肿与上颌窦存在明显间隔的患者。但是我们认为泪前隐窝入路手术损伤较大，因此一般不用，可以用于角化囊肿、成釉细胞瘤等特殊病变。

原则上在行鼻内镜下上颌窦开窗后，口内不应遗留与病变相通的开放创口，如需口内拔除与囊肿相关病灶牙时，应在拔除后严密关闭口腔内术区创面，否则容易形成经久不愈的口腔上颌窦瘘。

（2）口腔上颌窦瘘等炎性病变。由于解剖原因，累及多个结构的上颌骨囊肿往往病情复杂，会形成口腔上颌窦瘘，例如，需要口腔内处理拔牙窝或需要修复牙槽处的瘘口等情况，复杂者或瘘口较大需结合鼻、口多种入路联合使用，根据瘘口的位置，采用经鼻腔、鼻窦或口腔的联合入路治疗，采用多层瓣膜修补才能成功。

此外，当上颌骨病变累及上颌窦时，应该通过术前 CBCT 评估口腔与鼻腔鼻窦的状况、累及的范围，预估在术中彻底切除病灶后大概率发生口腔上颌窦交通，且上颌窦内合并慢性炎症较轻时，仅通过经口切除肿物，封闭上颌窦瘘口，以后抗感染治疗并观察，但是往往抗感染治疗不能解决上颌窦内的慢性炎症，此时，口腔颌面外科、耳鼻咽喉科可实施联合手术，口腔颌面外科经口内入路切除病变（如炎性、息肉状或囊肿组织），拔除无法保留的病灶牙，同期修补上颌窦瘘口的口腔面。耳鼻咽喉科扩大自然窦口或经下鼻道行上颌窦开窗，以充分引流上颌窦内炎症，根据情况考虑是否在上颌窦底进行再次修补，以确保瘘口修补成功。

（3）手术操作方法。

1）口腔颌面外科。医师在拔除患者牙齿后，探查和彻底清除病灶（如炎性、息肉状或囊肿组织），直接封闭口内创口，不能直接拉拢缝合时可采用转移组织瓣或生物材料填充等方法关闭术区，具体可以使用颊黏膜瓣、腭黏骨膜瓣、唇龈沟黏膜瓣、颊脂垫瓣、可吸收生物膜等来完成上颌窦—口腔瘘的软组织闭合，但是无法有效形成骨封闭和修复骨组织缺损。可以利用可吸收生物膜材料通过外提升术后的袋状膜覆盖，骨粉充填，最后完成牙槽嵴瘘管的骨粉充填及盖膜，完全形成"三明治式"骨组织充填，可称为上颌窦瘘"三明治式"软、硬组织修复术。

该术式具有以下优势：①软、硬组织同时修补，减少了单纯软组织修补上颌窦瘘术后复发的概率；②软组织与骨组织同期修复，减少了患者二期骨增量手术的痛苦及等待时间；③术中应用骨替代材料的同时配合可吸收生物屏障膜进行骨修复，无需自体骨，避免了取骨区创伤和感染；④为口腔种植修复提供了理想条件，缩短了种植修复疗程，节约了医疗资源。

2）耳鼻咽喉科。①口腔上颌窦瘘：最早的耳鼻咽喉科医师对口腔上颌窦瘘的修补都是通过柯—陆手术来完成的，在犬齿窝造口进入上颌窦，进行瘘口修补，填塞物进行压迫，下鼻道开窗引流。后来因为柯—陆手术导致面部、牙齿麻木的弊病，我们改进了在唇龈沟纵型微切口进入上颌窦内，进行以上操作。目前基本在鼻内镜下经下鼻道开窗进行上颌窦内的修补，由于 FESS 具有创伤小及保留鼻窦黏膜和其功能的优势，因此可以在多种情况下替代柯—陆手术，且效果明显更佳。但是如果开窗过于靠前，也可以造成前牙和唇部的麻木。②上颌骨囊肿类：对突至上颌窦的上颌骨囊肿，则先行下鼻道开窗，探查上颌窦内上颌骨囊肿隆起情况；然后切除突至上颌窦的上颌骨囊肿上内壁，引流口通往下鼻道造口处，冲洗囊腔。残余窦腔的处理：如果上颌骨囊肿突至上颌窦内，剩余上颌窦腔是正常的，说明上颌窦引流口正常，没有必要将上颌窦和囊肿腔贯通；如果上颌窦口有阻塞，那要将囊腔和上颌窦腔贯通，对囊壁的处理要以突至窦腔的囊壁为主。不强求全部切除，因为没有必要，还可能引起口腔上颌窦瘘等问题，以不影响引流、引流口不闭锁为原则。③牙源性上颌窦炎：当存在严重的牙源性上颌窦炎时，建议首先进行功能性内镜鼻窦手术引流上颌窦内的炎性分泌物，待炎症消退或明显缓解时再进行口腔手术，拔除患牙，根据情况考虑是否完全封闭拔牙创面或修补口腔上颌窦瘘。

3）联合手术。以上的病变如果需要联合手术，则进行的步骤基本应该这样：首先是口腔颌面外科先从口内进行手术，清除病变后根据鼻窦内的情况，再由耳鼻咽喉科医师进行鼻内开窗引流，填塞适当的填塞物（如气囊、水囊、碘仿纱条或膨胀海绵等），最后口腔颌面外科封闭口腔内的创面，消灭瘘口。具体的操作要根据病变的性质、位置来选择鼻内造口的部位和大小，以及使用何种填塞物进行填塞或引流，先后顺序在特殊情况下可以变动，但是以清除病变为基本、减轻患者痛苦为首选，防止复发，以提高患者生活质量为目的。

16.3　典型病例

患者，男性，60岁。因发现上颌骨肿物3月余入院。患者3个月前发觉左上后牙区肿胀流脓，自行口服消炎药后肿胀缓解。10天前因症状反复于我院就诊，门诊行CBCT检查发现上颌骨类圆形低密度影，内含阻生牙，病变位于上颌骨中后部且邻近上颌窦，建议住院行手术治疗（图28，图29）。既往有高血压2年，平日血压约140/100 mmHg，用硝苯地平治疗，血压控制可。否认糖

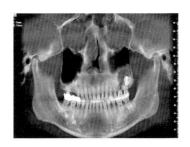

图28　曲面断层X线检查示
左侧上颌骨含牙囊肿

尿病病史，吸烟 20 年，平均 20 支／日，未戒烟。饮酒 20 年，不规律少量饮酒，已戒酒 1 年。家族中无类似病史。

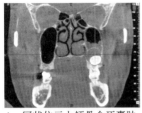
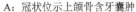
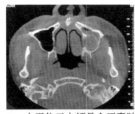
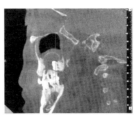

| A：冠状位示上颌骨含牙囊肿 | B：水平位示上颌骨含牙囊肿位置偏后 | B：矢状位示上颌骨含牙囊肿位置偏中后部 |

图 29　CT 检查

检查方法：①鼻内镜检查。双侧鼻腔黏膜略充血，双侧下鼻甲肿大，鼻底和下鼻道无隆起，鼻咽部未见明显异常。②CBCT 检查。26、27 根尖可见 2.0 cm×2.0 cm 类圆形低密度影，边界清楚，内含 28 阻生牙，肿物位于左侧上颌骨中后部且突向上颌窦，挤压上颌窦底壁，26 根尖骨质部分缺失；上颌骨鼻腭管处约 1.0 cm×1.0 cm 低密度影，边界清楚。

诊断：①上颌骨肿物（左中后部累及左侧上颌窦）；②鼻腭囊肿；③28 阻生牙；④26 根尖周炎；⑤高血压。

治疗：入院后完善术前常规检查、检验，确认无明显手术禁忌后，进行气管内插管，在全麻下行鼻内镜下左侧下鼻道中后部开窗及口内联合入路上颌骨根尖周囊肿切除术（图 30）。全麻显效后，垫肩，常规消毒，铺无菌巾。再次三方核查无误后，用阿替卡因肾上腺素注射液行左侧上牙槽后神经、左侧腭前神经阻滞麻醉及局部浸润麻醉。分离牙龈，用牙钳拔除 26、27（图 31），于 26、27 牙槽嵴顶做水平切口，向远中延伸 0.5 cm，翻开黏骨膜瓣，见肿物位于 26、27 根方，为囊性，内有黄褐色囊液，取样做细菌培养。用骨膜剥离器小心剥离肿物，见肿物包绕 28 阻生牙，动力系统分牙后，28 阻生牙被拔除，摘除肿物（图 32），送病理检查，见上颌窦底骨壁缺失，上颌窦黏膜完整，鼻内镜下见左侧上颌窦底骨质部分缺损，动力系统自囊肿附着处向内上方下鼻道方向磨开骨质（图 33），与左侧下鼻道中后部相通，用反咬钳扩大左侧下鼻道开窗口，继续磨除拔牙窝处骨质，扩大开窗口，使左侧下鼻道与囊腔形成通道，便于引流（图 34）。冲洗止血后膨胀海绵填塞开窗口及总鼻道，动力系统修整骨壁锐利、薄弱边缘，电刀烧灼创面，生理盐水冲洗术腔，见无活跃出血点，于 26 拔牙创口填塞胶质银，清点手术器械及敷料无误后，对位缝合切口。于 11～13 根尖处做水平切口，翻开黏骨膜瓣，见唇侧骨壁变薄，动力系统去除部分菲薄骨质后，见 11 根尖囊腔与鼻腭管相通，骨腔内附着少量囊壁，刮除肿物送病理检查，用生理盐水冲洗，填塞胶质银，缝合切口，鼻腔内填塞膨胀海绵。手术顺利，术后予以布地奈德雾化吸入防止喉头水肿，头孢呋辛钠静脉滴注预防感染，术后第 3 日抽取鼻腔膨胀海绵，检查见下鼻道开窗口开放良好，边缘整齐，腔内囊肿开放处略水肿。病理报告示（上颌骨后）良性囊肿，（上颌骨左）根尖周囊肿。术后第 5 日患者康复出院。

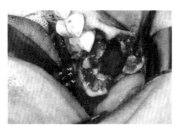

图 30　口内入路手术
（彩图见彩插 22）

图 31　拔出的牙齿
（彩图见彩插 23）

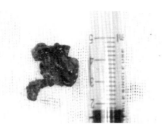

图32　经口内切除的部分囊肿壁（彩图见彩插24）

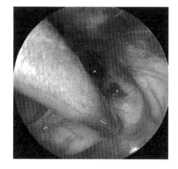

图33　经囊腔向下鼻道开窗
（彩图见彩插25）

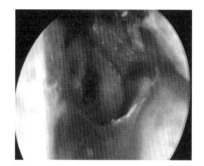

图34　下鼻道开窗口
（彩图见彩插26）

随访情况：术后3个月复诊，鼻内镜检查示下鼻道开窗处边缘整齐，上皮已形成，囊腔内黏膜光滑（图35）。未见血凝块及脓性分泌物。

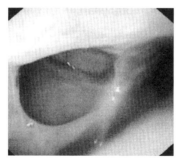

图35　术后3个月复查示囊腔内光滑（彩图见彩插27）

（王思敏　杜平功　张庆泉　孙超　于晓红　张学斌）

17 鼻内镜在正颌外科手术中的应用

牙颌面畸形是指由颌骨发育异常引起的颌骨在体积上、形态上的异常，或上下颌骨之间及颌骨在颅面其他骨骼之间的关系异常和随之伴发的牙牙合关系及口颌系统功能的异常与颜面形态的异常。而正颌手术则是一种外科手术，通过对颌骨和牙齿的移动来矫正牙颌面畸形。具体来说，正颌手术可以通过下颌骨或上颌骨截骨、移动、重组等操作，改善牙齿咬合的位置、角度、高度等，同时也能改善面部轮廓，使之更加协调美观。

17.1 治疗中的问题

目前常规手术术式为上颌 Lefort Ⅰ型截骨术、下颌升支矢状劈开截骨术及颏成形术。其术后并发症通常如下：①出血，正颌手术涉及切割骨头和移动骨头，这些操作都会损伤周围组织和血管，导致出血，尤其是腭降动脉撕裂，出血可能需要额外的手术治疗或输血支持。②感染，手术部位的感染是一种常见的并发症，尤其是在手术后期。感染可能需要使用抗生素或手术治疗。③神经损伤，在手术中，周围的神经可能会被误伤或受到压迫，导致短暂或长期的感觉或运动功能障碍。神经损伤可能需要额外的手术治疗或物理治疗。④牙槽突骨折，在进行颌骨切割时，可能会意外地破坏牙槽突，这可能导致牙槽突骨折。牙槽突骨折可能需要额外的手术治疗或支架固定。⑤牙齿损伤，在手术中，周围的牙齿可能会受到损伤或意外移动。牙齿损伤可能需要额外的修复或手术治疗。⑥颌骨坏死，是一种罕见但严重的并发症，其可能发生在手术后几周或几个月内，可能需要额外的手术治疗或药物治疗。

17.2 笔者观点

目前，鼻内镜技术在正颌手术中开始应用（图36～图38）。该技术不仅能够提高手术的安全性和减少手术并发症，还可以提高手术精度和美观度。国内外多项研究表明鼻内镜技术在正颌外科手术中可以减小手术切口，减少手术损伤和出血，缩短手术时间和住院时间，提高手术治疗效果，同时还能减少手术后瘢痕和感染等并发症。

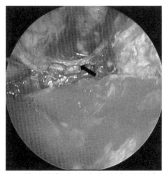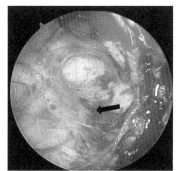

A：箭头所指方向为上颌窦后外壁　　B：箭头所指方向为上颌窦

图36　鼻内镜辅助下行 Lefort Ⅰ型截骨术（彩图见彩插28）

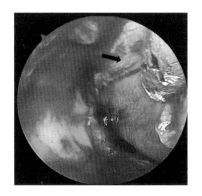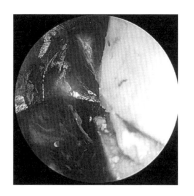

图37　鼻内镜辅助下剥离鼻底黏骨膜，箭头所指方向为鼻腔黏膜

（彩图见彩插29）

图38　鼻内镜辅助下观察下颌升支矢状劈开截骨术的水平骨切开

（彩图见彩插30）

鼻内镜技术在正颌手术中的应用范围包括下颌角切除、颌骨延长、颌骨缩短、颞下颌关节重建、牙齿移动、颅底手术等。在这些手术中应用鼻内镜技术可以提高手术的精度和安全性，减少手术并发症的发生。减少手术损伤和出血，缩短手术时间和住院时间，为患者带来更好的手术体验。

（1）鼻内镜在正颌手术围手术期的辅助功能。

1）诊断阶段。鼻内镜可以作为一种非侵入性的检查手段，通过口腔内镜、鼻内镜等检查技术，更精确地检查牙槽突、颌骨、颌下腺等结构，进行初步检查和观察，从而帮助医师更加全面地对正颌畸形进行精细诊断和评估，帮助医师制定最佳的治疗方案。

2）手术前准备。鼻内镜可以辅助气道和腺样体检查，减少患者术后窒息风险，提高手术的准确性和安全性。

3）手术操作阶段。在手术过程中，鼻内镜还可以作为放大镜使用，帮助医师观察手术部位的细节和微小结构，如牙槽骨成形、骨切割、植骨、牵引等步骤，特别是在手术狭窄或深部区域的情况下，鼻内镜可以提供更加清晰的视野和细节信息，准确进行颌骨切开和定位，实现对颌骨的精准处理，从而达到更好的治疗效果。鼻内镜下磨骨可以更加精准地去除颌骨上的骨质，保护神经血管结构，如在矫正下颌骨的手术中，鼻内镜可以帮助医师观察下颌骨骨缝的位置和张力，从而更好地调整下颌骨的位置，帮助医师更加准确地进行手术操作，从而降低手术出错率和减少并发症的发生。一篇发表于2019年的研究对相关问题进行了系统综述，发现鼻内镜在正颌手术中可以降低口腔干燥、鼻塞、出血、组织水肿和面部肿胀等常见并发症的发生率。鼻内镜在手术中可以帮助医师更加清晰地观察手术部位，减少对面部软组织的损伤，从而降低了并发症的风险。另外，在其他领域研究中同样指出鼻内镜可以帮助医师更好地观察手术部位，降低手术创伤和术后并发症的发生率。虽然以上研究表明鼻内镜可以减少正颌手术的并发症，但这些结论仍需要更多的研究来进一步证实。

4）术后观察阶段。可以用鼻内镜对手术部位进行检查，若观察口腔内部伤口的愈合情况可行颌面部 CBCT 检查等，从而及时发现并解决术后问题，及时发现并处理并发症，保证手术效果的最佳。在术后出现并发症时，鼻内镜也可以作为治疗工具使用，如引导手术钳、止血钳等，完成术后处理，减轻患者痛苦，加速康复。

5）鼻内镜在正颌手术中除了在显露手术部位和辅助手术操作方面有帮助外，还可以在手术止血方面发挥作用。鼻内镜可以通过直接观察出血部位，辅助手术人员进行准确的止血操作。在颌骨手术中，如果出现较严重的颌骨动脉出血，鼻内镜可以帮助外科医师准确地定位出血位置，从而指导手术人员选择合适的止血方法。同时，鼻内镜还可以应用于电凝止血。鼻内镜可以帮助外科医师直接观察到出血部位，辅助手术人员进行准确的止血操作，降低手术过程中出血的风险。电凝止血是一种快速、有效的止血方法，通过高频电流将血管壁组织凝固，从而达到止血的效果。鼻内镜辅助电凝止血可以使外科医师准确地控制止血范围，避免损伤周围组织，从而提高手术的成功率和安全性。

（2）鼻内镜还可以应用于植骨手术中，通过直接观察移植物与植入部位之间的接触情况，辅助手术人员进行精准定位和固定，从而减少植骨材料移位和脱落的风险，提高手术成功率和植骨效果。

（3）鼻内镜在正颌手术中还有以下优点。①明确：鼻内镜技术可以提供高清晰度的影像，让医师能够更加明确地观察口腔内部的情况，从而做出更加准确的诊断和手术计划。②安全：鼻内镜技术可以减少手术中对周围组织的损伤，改善手术的美学效果，减少术后并发症的发生。③精准：鼻内镜技术可以提供更加精准的手术操作，让医师能够更加准确地完成手术任务，从而提高手术的成功率和效果。

总之，鼻内镜在正颌手术中的应用可以提高手术的准确性和安全性，减少手术损伤和出血，缩短手术时间和住院时间，并提高手术治疗效果和患者的生活质量。尽管鼻内镜在正颌手术中的应用取得了良好的效果，但其仍存在一些缺点。首先，鼻内镜手术需要高度熟练的操作技能，且需要对颌骨的解剖结构有深入的了解，因此，手术操作的学习曲线较陡峭，需要经过长时间的训练和实践才能掌握。其次，鼻内镜手术需要特殊的设备和辅助器械，其成本较高，同时需要严格维护和管理，以确保手术的安全性和有效性。此外，由于鼻内镜手术的视野较为有限，一些较为复杂的手术操作，如颌骨截骨术和颌骨重建术等，仍需要传统的外科手术技术进行辅助。

（杨鑫　杜平功　孙超）

口鼻外科之颌面外科篇
——多生牙、异位牙手术

口腔颌面外科和耳鼻咽喉科第 2 个密切结合点就是多生牙、异位牙，鼻腔鼻窦的多生牙、异位牙需要通过鼻腔鼻窦手术来完成，口腔、上颌骨的接近鼻底或上颌窦底的多生牙、异位牙是通过鼻部来处理，还是通过口腔的途径处理？取出鼻腔鼻窦异位牙、多生牙的定位问题如何解决，是否和口腔内的多生牙、异位牙的定位处理一样？有的多生牙、异位牙是否可以不予处理，是否可以引起别的并发症？……这些将在本篇进行阐述。

本篇总负责人　张庆泉　于晓红　孙超　杜平功

18　鼻内镜下辅助口内多生牙、异位牙的拔除

多生牙（supernumerary tooth）是临床上最常见的牙齿发育异常类疾病之一，主要是由超过正常牙数目的牙胚所形成的牙齿或牙源性结构，可发生在牙弓任何区域。多生牙在乳牙、恒牙列均可被发现，但替牙列期最为常见。好发于上颌前牙区，可以单发

或多发，可在单侧或双侧，其中单颗多生牙最为多见，其次是双颗。发病率为0.2%～0.8%，男性发病率高于女性，第3个10年中的发病率最高（平均20.8岁）。异位牙（ectopic tooth）通常是指牙齿萌出在非正常位置。

18.1 发病机制

目前多生牙的确切病因尚未清楚，以往学者们提出了以下几种假说：①返祖现象，指物种的个体身上偶然出现了祖先形态结构的生物"退化"现象；②牙胚二分裂，认为多生牙是由发育中的牙胚经过分裂形成，牙胚发育过程中出现差错或受到创伤均可导致分裂；③牙板功能活跃，上皮细胞局部过度增殖，形成多余成釉器，从而形成多生牙；④遗传因素，是被多数人接受的观点，有研究表明20.5%的多生牙患者具有家族遗传史。

随着分子遗传学和细胞生物学的发展，学者们对牙齿发育的分子机制有了进一步的认识。研究发现牙齿的发育是上皮和间充质通过大量信号分子（生长因子和转录因子等）相互作用的结果，并且信号分子受信号通路调控，当这些通路发生改变会导致牙齿形态和数目的异常。小鼠模型研究表明主要的信号通路有无翅整合（Wingless/Integrated，WNT）、骨形成蛋白（bone morphogenetic protein，BMP）、成纤维细胞生长因子（fibroblast growth factor，FGF）和音猬因子（sonic hedgehog，SHH）等。这些信号通路通过正负反馈相互作用，在牙齿发育的整个过程中发挥调控作用，其中任何一种信号通路失活都会导致小鼠牙齿发育出现停滞。子宫内膜致敏相关基因（uterine sensitiz ationassociated gene-1，USAG-1），在发育中牙胚的上皮和间质中表达，其编码的分泌型蛋白可拮抗 WNT 信号。有研究表明 WNT-SHH-USAG-1 负反馈环在牙齿发生机制中发挥重要作用，当 WNT 信号持续作用时，SHH 及其下游的 USAG-1 信号表达上调，WNT 信号反过来受到抑制。实验证明敲除小鼠 *USAG-1* 基因可导致其切牙区和磨牙区发生多生牙。目前，研究多生牙遗传病因学主要借助小鼠模型，而小鼠只有 1 副牙齿且无尖牙和前磨牙，与人类牙齿发育具有一定差异，因此有学者转向了多生牙患者的临床研究。Yang 等通过病例对照研究发现非综合征性多生牙的发生可能与 miR-146a/rs2910164 和 miR-618/rs2682818 基因多态性相关。Bae 等对连续 2 代发生多生牙的患者家系进行全外显子组测序分析，发现多生牙可能与细胞表面酪氨酸激酶受体（PDGFRs）基因突变有关，PDGFRs 参与牙齿发育的不同阶段。多生牙的形成是一个复杂的过程，涉及多种基因作用，需对包括家庭成员在内的更大病例组进行系统研究，进一步揭示多生牙遗传模式。

异位牙的病因包括创伤、胚胎发育和遗传因素，以及各种综合征。此外，外伤可能导致牙胚移位，进而导致牙冠朝向鼻底，逐渐形成鼻腔内异位牙。

18.2　治疗技术

（1）鼻内镜技术。鼻内镜技术从 20 世纪 80 年代末开始应用于临床，具有创伤小、视野清晰、效果好等优点，已成为口腔颌面外科交叉研究的方向之一。对于鼻内镜技术用于口腔多生牙、异位牙拔除也有特定的操作要点：首先保证患者处于张口位且不能摆动头部，必要时全身麻醉，内镜进入相应间隙内要配有细长的吸引器，随时吸走视野内的血液，以保证视野的清晰；其次是要有合适的夹持工具将多生牙取出。鼻内镜还可应用于其他间隙及其他口腔颌面外科手术中，如鼻内镜直视下取上颌窦内断根等。

治疗以手术拔除为主，对于上颌多生牙、异位牙的拔除，患者体位及视野是困扰医师的重要问题，特别是对靠近上颌前牙区的多生牙更是如此，但恰恰这个位置是上颌多生牙、异位牙的高发区。术中我们通过鼻内镜的应用，获得了如下优势：①医师获得了更清晰的术区，通过鼻内镜将患者术区投射至显示屏幕上，将术区放大多倍，使术区图像更加清楚，与此同时，通过鼻内镜的冷光源，将术区照亮，解决了腭侧手术灯无法直接照射的问题；②医师和患者获得更加舒服的体位，在传统多生牙拔除术中，患者要处于头部明显后仰的体位，同时由于口镜的大小有限，医师往往需要不断切换体位来观察术区，通过鼻内镜的引入，患者术中不必明显后仰头部，同时医师可以保持直立体位，大大降低患者术后不适及医师的术后疲劳；③减小手术创口，使整个手术更加微创，由于鼻内镜有集成冷光源、可探入的特点，较小的空间即可满足医师的操作需求，使整个手术更加微创快捷。

（2）影像导航定位技术。使用鼻内镜下拔除鼻腔牙或口腔异位牙或多生牙，主要牵扯一个定位问题，特殊的异位牙多生牙需要影像导航的定位才能准确取出牙齿，详见"33 导航技术在口鼻外科、种植科的临床应用"。

Emery 认为采用导航技术行牙拔除术具备以下优点：①使用动态图像导航，只要结构在 CBCT 采集后没有改变，就可以在手术中实时定位硬组织解剖结构，可辅助避开多生牙周围的重要解剖部位；②牙科医师因做许多牙科手术导致其慢性脊柱和肩部损伤的高发率，使用这项技术有可能提高可视化效果，操作员可以主动查看手术器械和局部解剖结构，由于不需要直接可视化，这允许外科医师处于符合人体工程学的最佳位置，并提高了手术支持人员的协助能力；③动态指导可以在监视器上显示程序并定位重要结构，从而有可能成为新手操作员的有效教学工具，但与此同时导航下多生牙拔除也有着术前准备和计划上需要额外的时间、牙齿移位后无法定位、遇到干扰后必须重新定位立体摄像机等缺点。

（3）数字导板定位技术。使用数字导板定位技术在口腔内多生牙、异位牙拔除时是得心应手的，但是对于鼻腔鼻窦的多生牙、异位牙的拔除有置入难度较大的问题，我们首先尝试取出鼻腔内的异位牙，获得良好的临床效果，目前正在研究鼻窦内多生牙、异位牙拔除时数字导板定位的具体操作方法。

学者在前期的研究中总结了数字化导板拔除多生牙、异位牙的优势：①多生牙、异位牙拔除术往往操作视野较小，手术空间有限，数字化导板有多次摘戴的可能，采取牙支持式，稳定且可重复摘戴使用，减少了因手术操作影响带来的数据误差；②导板采取翻瓣后再行试戴，导板定位工作区可根据要求设计其大小，对手术翻瓣暴露骨面范围要求也相应降低，翻瓣范围较传统手术方式可相应减小；③导板设计的去骨范围与多生牙外形相匹配，精确了去骨范围，可完整地去除多生牙脱位时周围皮质骨所存在的骨阻力，减少了牙挺对周围骨及邻牙牙根的不良挤压；④根据导板套筒的厚度与涡轮机车针的长度可确定去骨的深度，提高暴露多生牙、异位牙的效率，减少了手术操作时间。

18.3 笔者观点

我们使用以上几种技术，主要是鼻内镜技术用于口腔内多生牙、异位牙的拔出（图39～图41），经过临床实践有视野清晰、不会遗留残根、损伤少等优点，但是操作相对迟滞，需要双人四手配合，如果结合导航技术和数字导板技术，则针对疑难的多生牙、异位牙的拔出优势突出，值得临床使用。

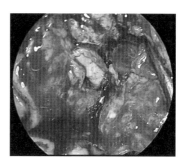

图39 鼻内镜下经口切开鼻
分离异位牙周围组织
（彩图见彩插31）

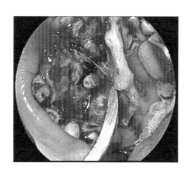

图40 暴露异位牙
（彩图见彩插32）

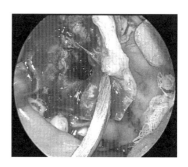

图41 拔除异位牙后的腔隙
（彩图见彩插33）

（王彬晨 于晓红 杜平功 张庆泉）

19 鼻内镜下上颌窦多生牙、异位牙的拔除术

多生牙、异位牙是口腔颌面外科常见疾病，最常发生于上、下颌骨及牙龈，也有发生于扁桃体、腭部、鼻腔、上颌窦、筛窦及眼眶等部位的报道。发生于鼻腔鼻窦的异位牙常被称为鼻腔牙

或鼻窦牙，本病病因尚不明确，可能与外伤、上颌骨骨髓炎、牙源性囊肿、牙列不齐、牙科手术等有关。发生于鼻腔和上颌窦的异位牙较为多见，发生于鼻窦的异位牙大多附着于上颌窦底壁，发生于其他鼻窦的异位牙临床罕见。目前认为鼻窦牙与胚胎期牙齿发育异常有关，胚胎期牙齿由上下颌突和额鼻突的外胚层或其他原因移位至异常位置，发育后就形成异位牙或多生牙。还有文献报道，唇腭裂患者鼻腔牙、鼻窦牙发生率较高。

19.1 诊断

多生牙、异位牙的诊断必须伴随同侧上颌牙数目不全，若患侧上列牙齿无缺失，应诊断为多生牙。发生于上颌窦的多生牙、异位牙可以称为鼻窦牙，后面类同。上颌窦鼻窦牙平时可无症状，若继发感染可出现面部肿胀、疼痛，同时可继发上颌窦炎引起鼻塞、流涕等症状。鼻窦牙的诊断并不困难，鼻窦 CT 或者口腔CBCT 检查可发现位于上颌窦内高密度影像，若上颌窦发育较好，CBCT 中可以观察到牙齿的形态，并可以观察牙齿的位置，以及牙齿与上颌窦、上颌骨的关系等（图 42）。同时应注意行口内检查，观察牙齿有无缺失、牙列是否整齐等。

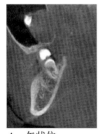 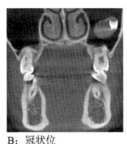 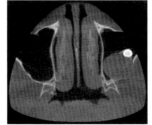

A：矢状位　　　　B：冠状位　　　　C：水平位

图 42　术前 CBCT 检查显示鼻窦牙与上颌窦的关系

19.2 治疗

大多数鼻窦牙属于畸形牙，其附着处基底多不牢固，钳夹后轻微晃动即可将其拔除。亦有一部分发生于上颌窦的鼻窦牙已发育成正常牙齿的形态，且基底部连接紧密，撬动困难，可以先用牙挺将其挺松，再将其拔除。传统的手术方式是经唇龈沟切口，行上颌窦根治术，同时拔除上颌窦内的牙齿。该术式视野较好，能够较清楚地暴露牙齿并将其拔除。因需行口内切口，术后患者经口进食会有不适，且唇龈沟切口易损伤周围神经，术后患者出现上颌前牙区及上唇麻木并发症较多，需较长时间才能恢复。术前应常规行冠状位和水平位 CT 检查或 CBCT，以此来定位牙齿位于上颌窦的位置，以及其与上颌窦、上颌骨的关系，还有牙齿附着处骨壁是否完整等。

19.3 笔者观点

随着鼻内镜技术的广泛开展和扩展应用，鼻腔鼻窦相邻器官和结构的病变也可以通过鼻内镜来进行，逐步形成口鼻外科的理念，相应的工作逐步建立及开展。经鼻的鼻内镜下入路拔除上颌窦内的鼻窦牙就是其中的技术之一，而且逐渐被推广应用。

发生于上颌窦的鼻窦牙在术前需常规进行术前评估，常规行 CBCT 检查，评估牙齿的形态、附着位置及与周围组织的关系，定位牙齿的位置后，确定经鼻的手术入路等，术前评估后，根据上颌窦内牙齿附着位置的不同，向患者交代手术的相关问题和选择不同的手术入路等。

（1）柯—陆手术入路。最早就是行柯—陆手术入路取出上颌窦的鼻窦牙，这种手术方式在耳鼻咽喉科和口腔颌面外科都可以实施。耳鼻咽喉科医师手术后在下鼻道造口，利于填塞和引流，缝合唇龈沟切口；口腔颌面外科医师有时在唇龈沟切口处做引流或填塞物的口内引流。在鼻内镜技术得到发展的今天，我们应避免口腔内的切口，减少对患者生活质量的影响，所以此类手术尽量避免。

（2）改良唇龈沟手术入路。因为鼻窦牙的位置不同，有时需要通过唇龈沟切口或改良切口进行鼻窦牙的取出，但是要缝合口内切口。为了避免或减少手术后唇部麻木的弊病，我们曾将唇龈沟的横切口改良为唇龈沟小的纵形切口，凿开犬齿窝骨质后，在鼻内镜直视下，观察鼻窦牙的位置，选择不同的手术器械进行拔出手术，这样减少了唇部的麻木感。

（3）鼻内镜下鼻道入路。由于鼻内镜技术的开展，上颌窦的手术基本上极少使用唇龈沟切口，经过下鼻道入路的鼻内镜上颌窦手术，就可以较顺利地取出大部分上颌窦的鼻窦牙（图43，图44），依据上颌窦的鼻窦牙位置不同，可以使用不同的手术器械和使用不同的动力系统，或使用导航定位来准确定位牙齿位置，以减少创伤。位于下壁的牙齿分离时要注意勿穿透口腔牙龈黏膜，一旦出现要予以封闭。

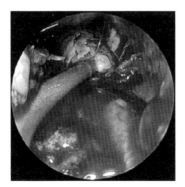
图43　术中鼻内镜下分离
位于上颌窦内的鼻窦牙
（彩图见彩插34）

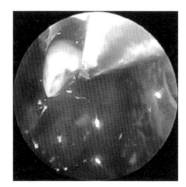
图44　术中鼻内镜下拔出位于
上颌窦内的鼻窦牙
（彩图见彩插35）

（4）泪前隐窝入路。泪前隐窝入路拔除上颌窦的鼻窦牙只适用于牙齿位于前下内侧方的情况下使用，一般上颌窦的鼻窦牙下鼻道入路就可拔除，特殊者可以采用泪前隐窝入路拔除，但是损伤较大，只是特殊情况下采用。

（5）总结。①对于附着于上颌窦后壁及外侧壁的鼻窦牙，可采用下鼻道入路，在鼻内镜直视下进行，可以清楚地暴露牙齿，剥离松动后，经下鼻道开窗口处拔除即可，同时可以处理累及上颌窦的囊肿、炎症等病变。需要注意的是下鼻道的开窗口要稍大于牙齿的最大径，或者以刚好能够取出上颌窦的鼻窦牙为准，如果开窗口过小，牙齿取出困难，且术后开窗口容易闭合，不利于引流。②对于附着于上颌窦内壁及下壁的鼻窦牙，单纯下鼻道造口，有时牙齿暴露困难，可以采用泪前隐窝入路或唇龈沟入路手术，也可以在鼻内镜引导下清楚地暴露上颌窦牙齿的位置，松动后拔除。该术式视野更加开阔。泪前隐窝损伤较大，唇龈沟切口改为纵形切口，减少了并发症。经鼻入路术后仅需用膨胀海绵填塞 2 ~ 3 天，避免了经口造口带给患者进食不适感。术后需给予口服抗生素及鼻用激素减轻鼻部黏膜反应，按时复诊，清理鼻腔分泌物及腔内结痂，做好术后护理。

不论何种手术入路，都要定期复查鼻内镜和 CBCT，一般术后 3 个月开窗口可以实现良好的上皮化，复查 CBCT 可见鼻窦牙已拔除，下鼻道入路者需要观察造口是否通畅。术后半年基本恢复正常（图 45，图 46）。

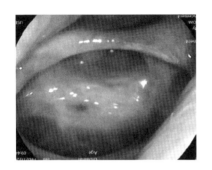 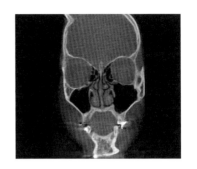

图45　术后半年，经下鼻道开窗口　　　　图46　术后半年复查CBCT显示
　　　可见拔牙部位黏膜光滑　　　　　　　　　上颌窦内无异常表现
　　　（彩图见彩插36）

（王艳华　张庆泉　许玲　徐鸿玮　孙超）

20　鼻内镜下其他鼻窦多生牙、异位牙的拔除术

多生牙是指牙齿的数量异常，而异位牙是指牙齿的位置异常。两个概念存在本质差异，但是也存在相互联系，有些人会将两个概念混淆或不加区分。出现在鼻窦的牙齿一定是异位牙，如果伴有上列牙整齐无缺损，这颗异位牙就也属于多生牙。虽然累及除上颌窦外其他鼻窦的异位牙的发生率不高，但是也并不罕见。

异位牙的病因目前尚存争议，可能的病因包括创伤、胚胎发育和遗传因素，以及各种综合征。鼻窦异位牙的临床表现并无特异性，鼻腔腥臭味为主要症状，其次为鼻塞、鼻腔阻塞、异物感、鼻出血、流涕、头痛等，有时也可无任何症状。鼻内镜检查及CT检查可明确异位牙的诊断，CT可见横置或竖置牙齿样的高密度影，还可见牙髓腔低密度影。

20.1　治疗

多生牙、异位牙一经发现应尽早治疗，临床上以手术治疗为主。临床上术式较多，唇龈沟入路行柯—陆手术切除是较为传统的方法，优点是手术视野广，囊壁清除彻底，适合任何位置的上颌窦异位牙处理。缺点是手术创面大，术中因过度牵拉组织导致术后患者面部肿胀、麻木，损伤眶下神经末梢支而出现口唇麻木等。而位于其他鼻窦的异位牙治疗主要以鼻内镜手术为主，开放鼻窦，取出异位牙方能改善症状。

20.2　笔者观点

鼻窦牙多见于上颌窦，其他鼻窦，如额窦、筛窦、蝶窦的鼻窦牙极其少见。额窦、筛窦、蝶窦的鼻窦牙的诊断一般不难，有症状者不多，部分患者只是鼻窦炎的症状，一般鼻窦 CT 或 CBCT 皆可诊断，但是遇到不规则或失去牙齿正常形态者要与鼻窦骨瘤鉴别。鼻窦牙的治疗分为以下几种情况：一是没有症状的鼻窦牙，也没有鼻部功能和口腔功能的影响，可以不做处理；二是有相关症状发生或影响到鼻腔鼻窦或口腔的功能，则需要手术取出。

额窦、筛窦、蝶窦的鼻窦牙的手术治疗一般有以下几种手术入路和手术方式。①发生于上颌窦的鼻窦牙，最早就是行柯—陆手术入路取出上颌窦的鼻窦牙；由于鼻内镜技术的开展，上颌窦的手术基本上极少使用唇龈沟切口，经过下鼻道入路的鼻内镜上颌窦手术，就可以比较顺利地拔除大部分上颌窦的鼻窦牙；泪前隐窝入路拔除上颌窦的鼻窦牙，只适用于牙齿位于前下内侧方的情况下使用。详见"18 鼻内镜下上颌窦多生牙、异位牙的拔除术"。②发生于筛窦的鼻窦牙，根据鼻窦牙在筛窦的位置不同，可以在鼻内镜下进行前筛或后筛的开放，以暴露鼻窦牙而顺利取出，此时导航定位技术显示了更好的定位的优越性。③发生于额窦的鼻窦牙，根据情况采用鼻内镜手术即可取出，但是要注意，如果鼻窦牙发生于额窦窦口附近，可以在鼻内镜下暴露前筛和额隐窝，进而暴露牙齿，分离后取出，发生于额窦后壁的鼻窦牙取出时要注意避免损伤额窦后部的骨板，更要避免损伤脑膜，以免引起颅内感染等并发症。④发生于蝶窦的鼻窦牙，手术入路是直接推移或切除中鼻甲后端，暴露蝶窦口，确定牙齿位置后分离拔出，但是位于蝶窦侧壁或后上壁者应注意周围组织的损伤。

额窦、筛窦、蝶窦的鼻窦牙的治疗原则：影响功能或者引起感染等并发症的情况下可以拔除，感染与牙齿无关且鼻窦牙又在重要部位的情况下，可不必拔除，只是将鼻窦开放引流即可。

19.3 典型病例

患儿，女性，8 岁。因右侧鼻旁胀痛感半月余入院。患儿自述右侧鼻旁肿胀感，平时经常有鼻塞、流涕症状，无涕中带血，无嗅觉减退，睡眠时有打鼾、张口呼吸表现。专科检查示颌面部不对称，右侧鼻旁明显隆起，触之乒乓球样感。鼻内镜示双侧鼻腔黏膜光滑，略充血、水肿，下鼻甲肿大，鼻道狭窄。CBCT 示右侧上颌窦充满高密度影，密度均匀，右侧筛窦可见高密度牙体影 1 枚（图 47）。

入院后完善术前常规检查，于气管插管全身麻醉下行鼻内镜手术，右侧筛窦、上颌窦开放引流及右侧筛窦异位牙摘除术。术中可见右侧中鼻道明显隆起，鼻腔狭窄（图48），鼻内镜下开放右侧筛窦、上颌窦，暴露位于筛窦内的牙齿，顺利取出（图49），术后予以抗炎

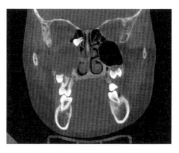

图47 CBCT 冠状位见右侧筛窦高密度牙体影，右侧上颌窦异常密度影

止血对症治疗，72 小时后取出术腔膨胀海绵，窗口开放良好。给予鼻腔冲洗、鼻用激素及口服消炎药减轻局部组织水肿等对症处理。术后病理检查示（右侧上颌窦）黏膜慢性炎。术后 1 个月复诊见颌面部基本对称，右侧鼻旁区无隆起、压痛，复查 CBCT 显示筛窦、上颌窦开口良好，窦腔内黏膜略增厚。

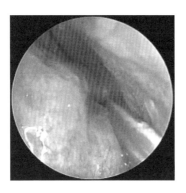

图48 右侧中鼻道明显隆起，鼻腔黏膜水肿，鼻腔狭窄
（彩图见彩插37）

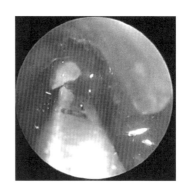

图49 术中可见位于筛窦内异位牙
（彩图见彩插38）

结论：本例患者同时采用鼻内镜下筛窦、上颌窦开放术 + 筛

窦异位牙摘除术，异位牙位于筛窦内侧，筛窦、上颌窦开放术既取出了牙齿又彻底清除了窦腔内炎症病变。

（许玲　王艳华　张庆泉）

21　鼻内镜下鼻腔多生牙、异位牙的拔除术

关于多生牙、异位牙的流行病学及病因学在前文已进行详述，在本部分中不再重复赘述。

鼻腔多生牙、异位牙的常见症状为鼻黏膜炎症、鼻中隔脓肿、鼻锥体畸形、鼻出血、鼻阻塞、局部溃疡、流鼻涕、臭味、面部疼痛和头痛。然而鼻腔多生牙、异位牙也可以无症状出现，唇龈沟常规放射学检查中可得出诊断。

传统的经口手术，若采用鼻底入路则软组织创伤大，易损伤邻牙甚至术中混淆多生牙及邻牙牙根；若采用腭侧入路则易损伤鼻腭神经管，软硬组织损伤均较大。传统经鼻手术存在手术创伤大、破坏鼻腔功能、操作粗糙、并发症多、效果不理想等缺点，但随着鼻内镜手术的出现和成熟，经鼻外科治疗进入了微创治疗时代。鼻内镜手术是指借助鼻内镜及其特殊的配套手术器械经鼻内进行相关手术。随着技术的成熟与完善，鼻内镜手术的应用领域也在不断延伸，形成了很多交叉学科，譬如与口腔颌面外科的交叉融合，扩展了手术技术的应用范围，在经鼻手术的同时，最大限度地保留了正常的解剖结构和黏膜。

奥地利学者 Messerklinger 在 20 世纪 80 年代开创了鼻内镜微创外科，对现代外科的整体发展产生了重大影响。其利用各种角

度的鼻内镜，在良好的照明下，清楚显示各个解剖部位，并通过摄像系统将术野显示在监视屏幕上。术者在监视屏幕辅助下，利用特殊的配套手术器械切除病变，尤其是隐藏部位的病变，或进行鼻咽、鼻颅底、鼻眼、口鼻等相关部位的手术。因此，鼻内镜手术较传统的手术方式具有视角宽阔、视野清晰、操作准确、手术程序简化及创伤小、免除面部切口等优点。

内镜可用于引导拔牙，因为其提供了极好的照明，缩短了手术时间，提供了更好的视野，并使手术更加精确。传统的手术方式更具侵袭性，口鼻瘘的形成是潜在的并发症。然而，如果内镜技术失败，还可以使用常规手术方法。鼻内镜检查没有绝对禁忌证，但如果出现以下情况，如严重鼻塞、颅面外伤、牙齿位置辨认困难和严重鼻出血则需要制订适当的治疗计划。此外，与传统手术方法相比，经鼻内镜引导的方法术后镇痛药量更少。

导航系统在鼻腔手术中的应用已有多年，2001 年韩德民等发表了影像导航系统在鼻内镜手术中的应用，首次实现了镜下术野与影像学检查资料的实时对应，使得鼻内镜手术更加精准、完善和安全。导航系统融合三维立体影像与鼻内镜下图像，有助于术者在面对术野不清、解剖结构辨认困难、二次手术和涉及周围重要结构等复杂情况时对解剖结构做出准确判定，从而更快地定位残余病灶，减少手术并发症，提高手术效果。总之，导航系统有助于鼻内镜手术时精确定位解剖结构和病灶位置，减少鼻内镜手术的并发症，降低医师的工作压力，提高手术效果。

在经鼻手术前应对患者进行心理疏导及全面护理干预，手术后应加强鼻腔护理，这对改善患者临床症状和加快术后康复都有积极作用。

在后面的病例报道中，我们首次制作经口固定的鼻导板进行手术。其相比于导板下经口手术具有以下区别：①经口固定的鼻导板需要更好的固位，导板与固位牙之间的微动是很难避免的，在口腔手术中，由于连接臂较短，微动对定位的影响相对较小，但经口固定的鼻导板的连接臂相对较长，轻微的微动就可能对定位精度有较大影响。②经口固定的鼻导板对打印材料及设计要求更高。由于经口固定的鼻导板的整体设计较大，连接臂较长，这会对导板的强度要求较高，以避免使用中出现形变影响精度。③经口固定的鼻导板设计需要更丰富的解剖学基础知识。口内导板基于影像资料可以直接设计，因为佩戴时的口腔环境与影像基本一致，但经口固定的鼻导板需要绕过嘴唇甚至部分进入鼻腔，佩戴的口腔状态与影像及扫描资料是不同的。④经口固定的鼻导板使用时视野更差，鼻孔面积有限，导板需要占据一定面积，此时鼻内镜的应用显得更加重要，具体病例报告如下。

患儿，男性，7岁。主诉：发现上颌多生牙半月余。患儿半个月前在当地医院检查时发现上颌多生牙，为求进一步诊治，于我院口腔颌面外科就诊，给予CBCT检查见上颌多生牙影像，建议入院手术拔除，以"上颌多生牙"收入院。既往史：无特殊。

口腔检查：牙列不齐，上颌前牙区唇腭侧未见明显膨隆，黏膜完整无破溃，扣诊质地韧，无不适。

影像学检查：上颌前牙区多生牙影像，突出到右侧鼻底，与邻牙、鼻腭神经管关系密切。

诊断：右鼻腔多生牙。

治疗计划：右鼻腔多生牙拔除术。

术前设计定位：先将口内扫描数据与 CBCT 数据配准，然后设计口内咬合部分数字化导板，设计导板引导部分和连接部分，做成 3D 打印导板成品，其后将导板佩戴于右侧鼻腔底部，佩戴导板后在导板引导下在右侧鼻腔底部标记多生牙体表投影位置（图50～图55）。

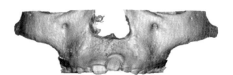

图50 匹配口内扫描与 CBCT 数据
（彩图见彩插39）

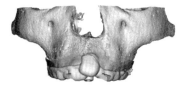

图51 设计导板固位部分
（彩图见彩插40）

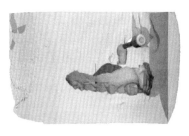

图52 设计导板套筒部分
（彩图见彩插41）

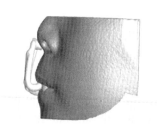

图53 设计套筒部分及固位部分的连接杆（彩图见彩插42）

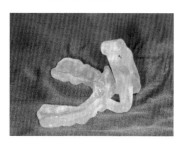

图54 数字化导板3D打印完成
（彩图见彩插43）

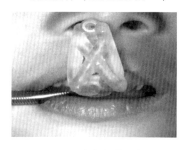

图55 术中佩戴导板
（彩图见彩插44）

在全身麻醉鼻内镜下于右侧鼻底近鼻中隔处沿标记点翻瓣，分离暴露多生牙并拔除，常规缝合切口，局部填塞膨胀海绵（图56～图59）。术后48小时抽出鼻腔填塞物，术后10天复查鼻腔切口愈合。

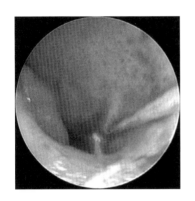

图56　导板引导探针寻找多生牙位置
（彩图见彩插45）

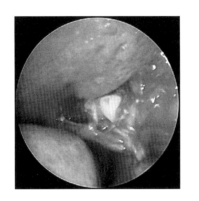

图57　翻瓣暴露并挺出多生牙
（彩图见彩插46）

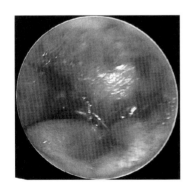

图58　缝合创面
（彩图见彩插47）

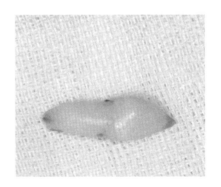

图59　拔除的多生牙
（彩图见彩插48）

各种手术入路的优缺点：发生于鼻底的多生牙、异位牙，如果按照常规口腔入路实施手术，切口距离牙齿的位置较远，损伤较大，视野不清，尽管有定位系统也不能顺利手术。但是如果经鼻入路实施鼻内镜手术，就可以轻车熟路地在鼻内镜下取出鼻底的多生牙、异位牙，但是术前的定位比较困难。影像导航系统可以轻易地进行定位，但是设备高昂，费用很高。我们采用了口腔常用的数字导板定位系统进行鼻腔内定位，较好地解决了牙齿的定位问题，然而其是否适用于鼻窦多生牙、异位牙的定位取出，面临的最大问题是数字导板如何被准确地放置到定位的位置，我们正在探索这一技术，希望有一天能够利用数字导板来解决鼻腔鼻窦异位牙多生牙手术的定位问题。

（王彬晨　于晓红　张庆泉）

口鼻外科之口腔种植篇
——上颌窦与种植

本篇详细介绍了种植手术同上颌窦的关系，重点介绍了上颌窦解剖的有关问题、影像学诊断、异常上颌窦黏膜、上颌窦解剖变异等的术前规划及上颌窦提升术中各种问题的处置。所有章节都是根据术者团队日常手术过程的术前、术中、术后情况进行的详细介绍，希望能同广大种植同道在各种上颌窦术前诊断、术中操作及术后问题方面进行交流与碰撞。

本篇总负责人　柳忠豪　许胜

22　种植前上颌窦的检查诊断

目前，种植相关的上颌窦底提升术病例治疗方案的制定、手术方式的设计、临床效果的取得及并发症的发生等都与上颌窦的解剖密切相关。与其他种植治疗所需要的常规检查相比，上颌窦底提升的特殊之处在于：需要将鼻腔和上颌窦检查作为一个独立完整的诊断要素，并且还要从修复的角度评估其三维颌位关系。

而我们在临床上想要获取上颌窦的相关信息，除了有限的临床检查外，主要还是需依靠放射线检查。因此可以说，放射线检查是了解上颌窦非常重要且主要的手段。

通常上颌窦的放射线检查技术主要包括根尖放射线片、曲面断层放射线片、CT 和 CBCT 等。其中，全景片等二维影像信息会受到患者的体位、医师主观判断、伪影和重叠影像等多种因素的影响，准确率相对较低，容易遗漏病变，特别是在确定牙根的根尖和上颌窦之间的关系等需要判断三维方向关系方面明显不如 CT 或 CBCT。由此可见，传统的二维影像往往不能呈现出上颌窦的全貌。只有三维断层成像技术（CT 和 CBCT）才能更加准确地提供上颌窦的空间关系、解剖细节和病变等。虽然 CT 和 CBCT 均可以对上颌窦及其骨性结构进行评估，但是相比于传统 CT，CBCT 的三维图像能更好地显示出上颌窦的细节解剖结构并且为后续的种植手术提供参考信息，而且其放射量较小，更易被患者接受，在临床上大范围开展应用，清晰度和准确性均很高。目前，CBCT 凭借其放射线辐射剂量小、空间分辨率高等优点，逐渐成为临床上颌窦放射线检查的常规手段。

通过术前检查，临床常见的上颌窦相关问题及其诊断，主要可以归纳为以下几个方面。

（1）鼻腔疾病。首先临床医师应当在术前尽量详细地了解患者鼻腔疾病的既往史，如变应性鼻炎、严重的鼻中隔偏曲（偏向手术侧）、鼻甲肥大或上颌窦开口堵塞，其可能会影响术后的鼻腔通气和上颌窦内分泌物的顺利排出，必要时，应当请耳鼻咽喉科医师进行会诊，判断是否需要在术前进行必要的干预、治疗。

（2）鼻—鼻窦炎。由细菌、病毒、真菌、自身免疫、异物、牙或种植体等各种原因引起的上颌窦内的感染性疾病，包括急性和慢性鼻—鼻窦炎。急性鼻—鼻窦炎是上颌窦黏膜的急性炎症。临床表现为发热、面痛、头痛、磨牙叩痛、鼻塞和脓涕等。急性鼻—鼻窦炎亦可由口腔疾病引起，如牙髓炎、根尖周炎、牙周炎、种植体周围炎和口腔上颌窦瘘等。急性鼻—鼻窦炎是上颌窦底提升的绝对禁忌证。慢性鼻—鼻窦炎是由细菌、病毒、真菌、过敏或自身免疫等多种因素所引起的上颌窦黏膜的慢性炎症，牙源性疾病（如根尖炎和牙周炎等）也是其临床常见病因。通常，多数的慢性鼻—鼻窦炎患者在稳定期的症状不明显，偶尔有鼻塞、脓涕和面部胀痛等症状，为上颌窦底提升的相对禁忌证。

（3）上颌窦黏骨膜增厚。正常厚度的上颌窦黏骨膜在放射线检查时并不显现或增厚不明显。有的学者主张只要显影，则定义为上颌窦黏骨膜增厚或上颌窦黏膜增厚，表现为沿窦壁较为均匀的弥漫性密度增高影像，病理表现为黏骨膜固有层内腺体和纤维结缔组织增生或水肿。轻度上颌窦黏骨膜增厚，临床上常常没有明显的症状，并非上颌窦底提升的禁忌证。但在术前应当针对病因进行鉴别，如果疑似牙源性因素（如上颌窦底区存在患牙），应在术前给予治疗。后续会对黏膜增厚进行进一步讨论。

（4）上颌窦内的囊肿和（或）囊肿样病变。常见 2 种情况：上颌窦囊肿和上颌骨囊肿。较为常见的是上颌窦囊肿，特指原发于上颌窦黏膜的囊肿（包括上颌窦假性囊肿、上颌窦潴留囊肿）

和囊肿样变（上颌窦黏液外渗症）；上颌骨囊肿，如根尖周囊肿、含牙囊肿和牙源性角化囊肿等，膨胀性地突入上颌窦内。

（5）上颌窦间隔。上颌窦间隔或小间隔会增加上颌窦底提升的难度和黏骨膜穿孔的概率。在术前通过检查可以发现其位置、走行，制定相应的治疗方案，术中应针对性地采取相关措施减少术中并发症发生的可能性。

（6）上颌窦血管。通过 CBCT 检查，可以在术前确认牙槽上颌窦动脉的走行及其与侧壁开窗部位的关系，设计相应的种植方案，从而防止术中发生严重出血。

因此，能够在种植术前进行上颌窦的全面检查具有非常重要的意义。有学者提出若患者上颌窦术前状态良好，上颌窦提升术就不会对上颌窦造成不良的术后影响。Quirynen 等也发现上颌窦提升术 1 周后，上颌窦黏膜显著肿胀达 6.7 mm，为原来大小的 5～10 倍。肿胀区域不局限于上颌窦底提升的区域，而是整个黏膜，但是可以约在术后 3 周完全消失。有学者在上颌窦外提升术后（8.9±5.9）个月时进行 CT 扫描，结果发现术前和术后上颌窦黏膜厚度未有明显变化，并且正常的上颌窦生理状态没有受到影响。这种上颌窦黏膜在手术创伤后恢复自身稳态的内在潜力也被称为"上颌窦顺应性"，即术前的条件越好，则上颌窦的顺应性越高，发生并发症的风险也就越低。相反，如果上颌窦存在异常状况，上颌窦提升术会加剧这种异常的状态。Kim 等进行的 Meta 分析研究显示上颌窦提升术后鼻窦炎总的发生率为 5%，术前是否有鼻窦炎病史对术后是否发生鼻窦炎有显著影响。术前患有慢性上颌窦炎的患者经上颌窦提升术后引起术后感染及种植体失败的概率高达 6.6% 。同时，也有学者使用内镜评估了上颌窦提升术对上颌窦病变发展的影响，45 例患者中，术前上颌窦状态正常的患者没有出现术后并发症，而 5 例术前有鼻窦炎倾向的患者中有 2 例出现了上颌窦炎。这些都提示我们在术前进行上颌窦检查和合理诊断，进行术前规划，对顺利完成上颌窦提升手术，预防术中、术后并发症起到了非常重要的作用。

（柳忠豪　梁杰）

23　正常、异常上颌窦黏膜的术前规划及解决方案

上颌窦底提升术的关键是完整地剥离上颌窦黏膜，然后在上颌窦黏膜下方的空间填入骨移植材料。正常的上颌窦黏膜具有一定的弹性，在提升术过程中细心分离一般不容易造成黏膜的穿孔。由于上颌窦病变的存在，黏膜的生理性能可能会有不同程度的改变，如黏膜脆性的增加，黏膜厚度的改变，这些都可能会增加上颌窦黏膜穿孔的风险，造成术后窦口阻塞的发生。

23.1　上颌窦黏膜的正常厚度

以往认知为正常的上颌窦黏膜厚度在 0.3 ~ 0.8 mm，影像表现为不显影。但是实际上此结果主要来源于尸体解剖，组织学测量过程中通过福尔马林固定黏膜存在收缩（4% ~ 5%）和 CBCT/CT 测量在 0.5 mm 以下时精确性差及存在黏液滞留时易造成误差，有学者据此研究发现 CBCT 的黏膜测量值较新鲜尸体解剖标本测量放大了 2.6 倍。目前我们在临床上进行术前诊

断，往往都需要利用 CT 和 CBCT 进行上颌窦黏膜厚度的检测。多数文献报道上颌窦黏膜平均厚度一般 < 2.0 mm。有研究提出正常上颌窦的平均厚度为（1.60 ± 1.20）mm，也有研究报道就正常而言上颌窦黏膜平均厚度范围为 0.8 ~ 1.99 mm。Maska 等报道 65.5% 的病例表现出上颌窦黏膜增厚（ > 5 mm）。有研究报道 17.5% 的病例表现出上颌窦黏膜严重增厚（ > 10 mm）。上颌窦黏膜增厚作为最常见的上颌窦内改变，其增厚的 CBCT 影像测量标准目前尚未有准确的定义范围值，但临床上根据学者研究普遍将 2 mm 作为黏膜病理性增厚的阈值标准。Shanbhag 等发现影像检查时黏膜增厚 < 2 mm 可认为没有病理改变。然而，黏膜增厚 > 2 mm 的同时并不存在上颌窦症状者也并不一定是上颌窦炎的表现，上颌窦黏膜增厚可能是上颌窦黏膜炎症转归的某一阶段而并非病理的表现。所以不能单纯地将黏膜增厚（ > 2 mm）定义为病理性增厚，还需要结合其他临床症状来进行综合判断。在临床操作中，医师也不应过分关注黏膜增厚这一因素，更应整体评估患者情况及把控临床操作程序。正常的黏膜具有成骨潜能且在体内外试验已被证实，也有学者研究发现平坦增厚（2 ~ 5 mm）的黏膜其成骨能力与正常黏膜无显著性差异（$P > 0.05$）。

23.2 上颌窦黏膜厚度异常与临床治疗策略

上颌窦黏膜厚度与剥离时黏膜穿孔之间的关系各学者的研究也并不一致。

（1）观点一：上颌窦黏膜厚度的改变更易造成黏膜穿孔。Yildirim 等发现上颌窦黏膜厚度为 0 ~ 1 mm 时穿孔率为 47.4%，厚度为 1~2 mm 时穿孔率为 21.1%，厚度为 2~3 mm 时穿孔率为 15.8%，这提示黏膜厚度过薄更易发生黏膜穿孔。而 Tavelli 认为黏膜厚度过薄（<0.8 mm）或过厚（>3 mm），均易导致上颌窦黏膜穿孔。Wen 等报道上颌窦黏膜厚度 >3 mm 与黏膜穿孔发生率高有关系，因为增厚的上颌窦黏膜结构（包括假复层纤毛柱状上皮、固有层和骨膜样结缔组织），并不像正常的上颌窦黏膜那样健康。增厚的黏膜可能会与窦底骨壁粘连，增加术中分离黏膜的难度，而且增厚的黏膜比正常黏膜更为脆弱，这些因素都极易造成窦底黏膜穿孔。

（2）观点二：单纯黏膜增厚不会造成上颌窦提升手术失败。有学者认为单纯的黏膜增厚和上颌窦提升手术失败没有明确的关联，甚至一些黏膜增厚严重的患者，黏膜厚度在手术后还会有明显的降低，上颌窦黏膜的整体状况得到明显改善。由此可认为上颌窦提升术对于存在无临床症状的上颌窦病变是安全可行的，在某种程度上还能改善上颌窦黏膜的整体状态，不会增加种植手术并发症的发生。对于增厚的黏膜变薄的原因，有的学者研究认为提升术前黏膜的增厚大多是炎性水肿所造成，术后黏膜会出现反应性水肿的现象，这有可能会增加上颌窦的引流强度，上颌窦黏膜的引流效果和通气情况的改善可能就是黏膜变薄的主要原因。2017 年一项针对 29 例患者 CBCT 影像的研究表明在上颌窦黏膜增厚并且临床无症状的情况下，上颌窦提升术和种植体的成功率很高（100%）。这都表明增厚的黏膜对种植的成功率并没有影响。

23.3　牙源性上颌窦炎及临床治疗策略

临床上常见的、与口腔相关性较高的、造成上颌窦黏膜发生改变的疾病是牙源性上颌窦炎（odontogenic maxillary sinusitis, OMS）。其指牙相关因素，如根尖周炎、医源性因素、埋伏移位阻生牙及囊肿与肿瘤等引起的上颌窦炎。这类上颌窦炎的病理生理学、菌群构成、诊断及治疗都与其他类型的上颌窦炎大不相同。OMS 中根尖周炎为病原因素的患者骨质破坏及窦腔黏膜增厚范围均较局限；重度牙周炎和牙周牙髓联合病变者，骨质破坏范围较广，更易发生口腔上颌窦瘘，上颌窦病变的程度较重；牙周牙髓联合病变者存在不良根管充填时，出现 OMS 的概率更高。单纯慢性牙周炎和牙周牙髓联合病变者骨质破坏范围较广，上颌窦黏膜炎性肥厚改变的程度较重，相对于慢性根尖周炎更易发生 OMS。历年研究表明上颌窦炎症临床出现 3 个月以上，并通过鼻内镜或影像学诊断为上颌窦炎的患者中，40.6% 为牙源性因素，而这些症状轻微的慢性口腔内感染导致的 OMS 常常被临床医师漏诊。很多学者认为如果患者在上颌窦提升术前曾患过上颌窦炎症并且黏膜增厚，则术后发生上颌窦炎症的可能性比术前上颌窦健康的患者明显增高。Manor 等通过临床调查研究发现术后慢性上颌窦炎症局限在术前有上颌窦炎病史和上颌窦黏膜增厚的患者，即使这些患者在提升术前曾采取了控制措施，但仍不能避免术后炎症的发生。因此，对于有上颌窦炎病史及黏膜增厚的患者，在术前利用 CBCT 早期明确上颌窦病变与病源牙的关系，结合临床，可以使口腔医师在治疗前在最大限度上评估治疗风险，在术前更好地判断病因。同时，针对病因进行相应的牙周、牙体、牙髓治疗，可以减轻上颌窦炎症，改善黏膜的状态，为上颌窦手术提供更为有利的条件，并且在治疗过程中随时监测治疗情况。医师也应当提前告知患者术后可能增加的风险，并加强对此类患者的术后随访工作，在出现上颌窦炎的征兆时给予及时有效的治疗。

23.4 典型病例

病例1 上颌窦黏膜增厚患者上颌窦提升＋植骨术后黏膜变薄（图60～图62）。

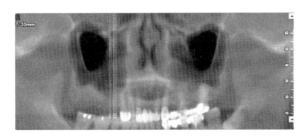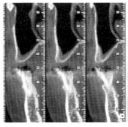

图60 种植术前 CBCT 显示患者右侧上颌窦黏膜增厚 >2 mm

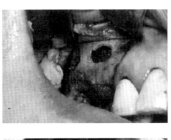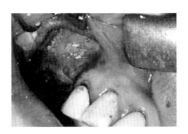
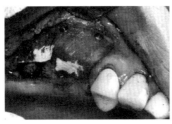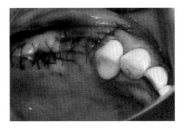

图61 经侧壁开窗完整剥离窦底黏膜，植入 Bio-Oss 骨粉（彩图见彩插49）

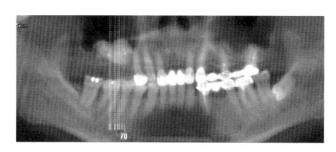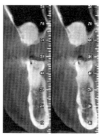

图 62 CBCT 显示植骨术后 6 个月上颌窦黏膜较术前明显变薄

病例 2 患者 27 牙缺失要求种植，术前拍摄 CBCT 发现左侧上颌窦炎，建议患者治疗上颌窦炎后再行 27 牙种植手术（图 63）。

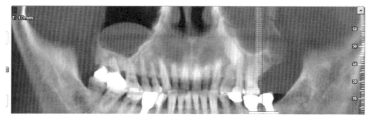

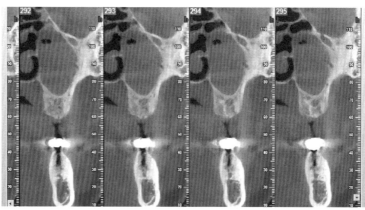

图 63 CBCT 显示左侧上颌窦炎

（柳忠豪 梁杰）

24 上颌窦解剖变异的术前规划及解决方案——间隔

上颌窦黏膜穿孔是上颌窦底提升术最常见的并发症之一，而造成穿孔的原因主要是上颌窦解剖结构较复杂，如上颌窦间隔等的存在，术前未对其进行详细了解。

24.1 上颌窦间隔的定义

上颌窦间隔首先由英国的口腔外科医师 Arthur S. Underwood 报道，因此也被称为 Underwood 间隔。上颌窦是一个存在解剖变异的复杂腔体，上颌窦间隔是底壁或侧壁的皮质骨突起，呈刀刃状，可从内侧壁通过底壁蔓延至外侧壁，分为完全性间隔和不完全性间隔，将上颌窦分为多个腔体，其形态、位置及高度各不相同。

24.2 上颌窦间隔形成的原因

Underwood 认为上颌窦间隔的形成与牙齿的发育及萌出有关，且其边缘有供血管及神经穿通的微小骨孔。Krennmair 等将上颌窦间隔分为形成于牙齿发育阶段的原发性间隔和因牙齿缺失上颌窦不规则气化而产生的继发性间隔。间隔的存在，增加了上颌窦底提升术中黏膜穿孔、出血的风险，增加了手术难度；同时由于影响开窗位置、开窗大小及开窗形状，视野不清，且表面与黏膜紧密接触，致使上颌窦底提升时更易发生术中并发症，从而增加了手术时间。因此医师应根据上颌窦间隔的分布而选择冲顶部位、开窗部位及开窗大小或进行双开窗，从而减少窦黏膜穿孔的发生。术前通过影像学检查清晰了解上颌窦解剖结构，尤其了解是否存在间隔、其位置及高度等。

24.3　上颌窦间隔的发生率

上颌窦间隔的发生率相对较高，不同学者给出的范围也较接近。Beck 等研究发现黏膜穿孔发生率为 10%~44%，也有学者提出上颌窦间隔的发生率为 16%~48%。由于其主要功能是在咀嚼阶段充当传导咀嚼力的支柱，50.8% 的间隔位于磨牙区，42.6% 位于前磨牙区。Underwood 研究了 45 具头颅，发现以患者和上颌窦为研究对象时，间隔发生率分别为 66.7% 和 33.3%。Kim 等通过 CT 研究了 100 例患者，发现 38 例患者存在间隔，发生率为 38%；以上颌窦为研究对象，间隔发生率为 26.5%。Shen 等研究了 423 例亚洲患者的 CT 影像，发现 29.31% 的患者有间隔，且在上颌窦中发生率为 20.45%。这些研究结果存在差异可能与研究对象的种族、研究方法不同有关。而有的学者对存在间隔的有牙患者进行分析发现间隔在后部的发生率最高；但是也有学者的研究结果显示 70% 患者的间隔位于前部。这些差异可能由于不同学者采用的分区方法不同，对分区的描述不同，因此，记录间隔发生的位置不同。Krennmair 等采用的分区方法：前磨牙所在区域为前部，第 1 磨牙所在区域为中部，第 2 磨牙所在区域为后部。实际上，我们发现有的患者上颌窦的范围甚至可以达到尖牙区。国内的研究显示男性上颌窦间隔发生率显著高于女性。Krennmair 等研究发现上颌后牙完全缺失组间隔发生率显著高于部分缺失组（$P < 0.05$）。Kim 等研究认为上颌后牙完全缺失导致上颌窦发生不规则气化，从而形成继发性间隔。

24.4　上颌窦间隔的分类

Irinakis 等根据间隔的方向将其分为以下几类。Ⅰ 类：位于颊舌的间隔方向（内侧窦侧方向或冠状面）；Ⅱ类：中隔向近中远端（前后窦方向或矢状面）；Ⅲ类：水平间隔（搁板状，水平面）方向（在内侧或外侧壁上）；Ⅳ类：Ⅰ、Ⅱ或Ⅲ类组合的间隔。

24.5 对于上颌窦间隔问题的临床策略

（1）按常规手术剥离黏膜行上颌窦外提升手术植骨。上颌窦外提升时，间隔处提升的难度较大，风险较高。Schwarz等对上颌窦提升术的病例回顾发现，77.1%的穿孔发生在间隔存在的部位。上颌窦外提升时间隔存在折断风险，黏膜剥离难度增加，更易穿孔。Wen等认为>6 mm的间隔可能有更高的黏膜穿孔率，故应慎行上颌窦提升手术。

（2）直接利用间隔或上颌窦剩余骨量设计种植体植入的位置、方向，完成种植体植入手术。为避免上颌窦提升时出现黏膜穿孔，Dragan等发现矢状面间隔平面与上颌骨水平面形成的夹角（有牙颌患者为86.03°、无牙颌患者为89.38°）有利于种植体的植入。随着数字化的发展，我们也可以在术前采集口内扫描及CBCT数据，利用种植设计软件进行术前规划，充分利用上颌窦间隔处的骨量，避免因剥离间隔处黏膜发生穿孔等问题。因此，上颌窦间隔也可作为种植体植入部位而无须行窦外提升术，该操作的种植成功率及适宜种植的骨间隔标准尚未有定论，目前可以借助数字化手段进行术前设计实施。

（3）游离间隔，与上颌窦黏膜一起提升。Jung等提出间隔游离技术，将骨间隔底部与上颌窦底游离，使骨间隔与上颌窦黏膜一起抬高，该技术适用于位于上颌窦底的小间隔，但并未对游离间隔的标准做出明确描述。

综合以上的建议，我们可以发现对于存在间隔的病例，需要在术前通过 CBCT 检查，充分了解上颌窦的解剖形态，观察是否存在上颌窦间隔，以及间隔的位置和高度，严格把控手术适应证，采取不同的方式处理不同的上颌窦间隔，减少术中穿孔、破裂等并发症的发生，从而增加手术成功率。

24.6　典型病例

病例 1　医师对小的间隔经侧壁开窗后，完整剥离上颌窦底及间隔处黏膜，行上颌窦外提升植骨术（图 64）。

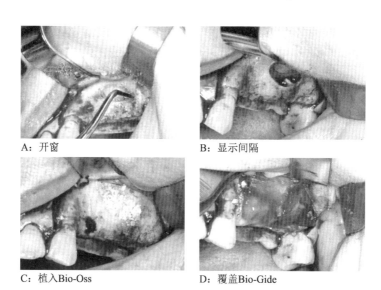

A：开窗　　　　　　　　　　B：显示间隔

C：植入Bio-Oss　　　　　　D：覆盖Bio-Gide

图 64　上颌窦外提升植骨术（彩图见彩插 50）

病例 2　上颌窦内存在间隔，保留间隔完成外提升植骨术后，在种植导板设计引导下，完成种植体植入手术（图 65 ~ 图 67）。

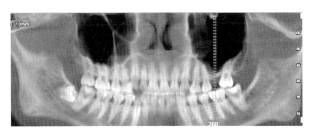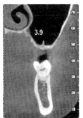

图 65　CBCT 显示上颌窦间隔

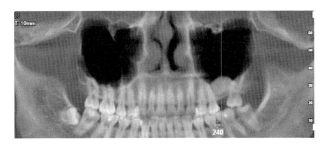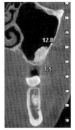

图 66　上颌窦外提升术后 10 个月

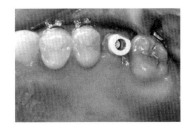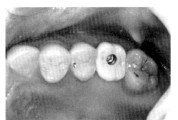

图 67　数字化修复（彩图见彩插51）

（柳忠豪　梁杰）

25　上颌窦解剖变异的术前规划及解决方案——囊肿

上颌窦囊肿是上颌窦病变常见的类型，有文献提出上颌窦囊肿发生率达到了 21%。存在上颌窦囊肿的情况下进行上颌窦底提升术，可能会改变上颌窦的自然引流状态，造成上颌窦口阻塞，进而导致上颌窦炎症或感染的发生，最终造成手术失败。

对于上颌窦底提升遇到囊肿时的处理策略，不同的学者持有的观点不尽相同。有的学者认为是绝对禁忌证，不应进行上颌窦底提升术，需放弃种植治疗或选择短种植体作为替代的治疗方案；也有的学者认为在进行上颌窦底提升术前或术中，必须对囊肿进行处理，以避免其可能产生的并发症；另外，也有研究显示对囊肿不进行任何处理，直接进行上颌窦底提升术，也可以取得比较高的种植成功率。在一项关于上颌窦潴留囊肿/假性囊肿对上颌窦底提升术影响的系统性综述中，研究者对纳入的结果进行了分析后认为在上颌窦底提升术中无论是否对囊肿进行处理，均为安全的并可获得较高的种植体存留率。综上可见，对于上颌窦囊肿的治疗策略确实存在争议，现有的研究或病例报道提出的治疗观点，其出发点不同，由此我们认为对上颌窦囊肿病理机制的了解对后期治疗策略的制定似乎更加重要。

25.1　上颌窦囊肿的分类及特征

上颌窦囊肿是指上颌窦内的黏膜组织形成的囊性扩张，通常由上颌窦内的炎症、牙源性感染、外伤或其他原因引起。上颌窦囊肿一般可以通过影像学检查被发现，表现是上颌窦囊肿为起源于上颌窦侧壁或底壁的圆形穹隆状阴影。根据临床特点和生物学特性，上颌窦囊肿可以分为假性囊肿、潴留囊肿和黏液外渗症，各类囊肿的形成原因、外观、内容物及预后均有着较大的不同，对上颌窦底提升术的预后也有着不同程度的影响。因此掌握不同类别囊肿的组织学、影像学特征、临床表现等，对如何选择上颌窦底提升术中囊肿的处理方式至关重要。

（1）潴留囊肿。与口腔小唾液腺的潴留囊肿类似，上颌窦的潴留囊肿是由于上颌窦底黏膜中的浆液腺体导管部分堵塞、分泌的黏液潴留在导管中，造成腺体导管继发性扩张所形成的囊状结构，该结构内覆盖上皮细胞。潴留囊肿大多体积较小，无主观症状，在影像学检查中也不容易被发现，常规也不需要进行治疗，仅当影像学检查发现且存在明显扩张或伴有头痛等症状时需要进行处理。

（2）假性囊肿。假性囊肿是由疏松结缔组织包裹炎性渗出物形成的，将上颌窦底黏膜从上颌窦壁顶起，形成典型的穹隆状或囊肿样不透射性结构。其常见于上颌窦底，因其无上皮衬里，所以被称为假性囊肿，发生率较其他类型的囊肿高。通常来讲，该囊肿无临床症状、对周围骨壁无破坏，因此常规不需要治疗。

（3）黏液外渗症。又称黏液囊肿，指由于窦口阻塞而导致的扩张性破坏性病变，并伴有积液，通常由上颌窦腔内液体引流不当引起，可对周围骨组织造成破坏、压迫邻近解剖结构，一般体积较大。Gardner认为此类上颌窦囊肿又可分为原发性和继发性。原发性通常是由炎症、过敏及某些其他疾病引起；继发性常见于一些上颌窦相关手术后，所以也被称为上颌窦术后囊肿。

25.2 上颌窦底提升术中囊肿的临床处理策略

（1）术中摘除囊肿，同期或延期行上颌窦底提升术。早期的研究认为上颌窦囊肿的存在会对上颌窦底提升术造成障碍。在进行上颌窦底提升术时，囊肿的存在会导致上颌窦腔体积进一步缩小，有可能会导致上颌窦口阻塞，进而使得上颌窦引流出现异常引发上颌窦炎；另外，在上颌窦底提升的过程中，可能会导致囊肿破裂，内容物溢出，最终导致植骨材料的感染和上颌窦底提升术的失败。因此有学者提出采用柯—陆手术或内镜完全摘除囊肿以防止复发，并愈合 6 个月以上再行上颌窦底提升术，同期或延期行口腔种植手术，但该方案的总体治疗周期较长。林野教授团队在 2010 年的病例报道中提出了采用小开窗（5 mm）式保守手术治疗的方法摘除囊肿，保存正常的上颌窦黏膜上皮，可极大地缩短治疗周期。近来有学者提出在保留上颌窦底黏膜的骨膜层完整性的基础上摘除囊肿，同期行上颌窦底提升术也可获得良好的临床预期，缩短了治疗周期并减少了手术次数。摘除囊肿后同期或延期行上颌窦底提升术的优势：①可对摘除的囊肿进行病理学检验，确认囊肿类型；②囊肿摘除后的上颌窦黏膜更健康，更有利于上颌窦底提升术；③该策略可用于任何类型的囊肿，且不易复发，但对于黏液型囊肿，有学者认为其具有侵袭性，需在上颌窦底提升术前摘除。该治疗策略的不足：①对于较大的囊肿或存在临床自发症状的囊肿，需通过内镜进行摘除，而口腔医师往往不能胜任，需转诊至耳鼻咽喉医师处完成；②存在上颌窦黏膜穿孔的风险，对于较大的穿孔，需择期手术；③对于保守手术治疗摘除囊肿的方案，技术敏感性较高。

（2）术中抽吸囊液，同期行上颌窦底提升术。对于某些特定类型的上颌窦囊肿，可在不摘除囊肿的前提下对囊液进行抽吸，然后同期完成上颌窦底提升术。该方法通过调整穿刺针的方向多次抽吸，可将上颌窦囊肿内的大部分囊液清除干净，减小了囊肿的体积从而降低了上颌窦底黏膜提升时的压力，同时囊液的消除也大大降低了由囊液外溢所导致的骨移植材料感染发生的概率。

该方法具有对上颌窦黏膜的损伤小、可同期完成上颌窦底提升术（内提或外提）、缩短治疗周期等优势。假性囊肿位于黏膜的固有层，与上颌窦黏膜之间为一层结缔组织，而潴留囊肿则位于上颌窦黏膜的下方，因此在抽吸囊液的过程中，如果临床医师将穿刺控制在结缔组织和上皮层，并不容易发生上颌窦黏膜穿孔。需要注意的是，抽吸囊液并不是一种治疗方法，留下的病灶可能会复发阻塞窦口或黏液腺，且并非所有类型的上颌窦囊肿均可采用抽吸囊液的方法进行处理。黏液囊肿大多由上颌窦口堵塞引起，且生物学行为具有破坏性，建议采用外科方法摘除或刮除；而对于假性囊肿，根据其内容物的不同，有学者将其分为白色透明囊肿、黄色透明囊肿、血色透明囊肿及乳酪样囊肿，其中乳酪样囊肿的内容物为高浓度乳酪样黏弹性软组织，常规无法通过抽吸消除。因此，采用抽吸囊液的策略对囊肿进行处理前，进行详尽的临床检查及影像学评估非常重要。

（3）保留囊肿，同期行上颌窦底提升术。针对在上颌窦底提升术中囊肿处理的可用策略，有学者提出，诸如假性囊肿、潴留囊肿等良性上颌窦黏膜囊肿一般无临床表征，不会引起窦口阻塞，且黏膜穿孔及上颌窦炎的发生率极低，不会影响上颌窦底提升植骨术的预后，尤其当囊肿很小且远离植骨区时可不对囊肿进行额外处理。但该处理策略需要注意的是，只有在囊肿体积较小且距离窦口位置较远的情况下可以采用。

（4）定期观察，待囊肿自行消失时行上颌窦底提升术。除上述上颌窦底提升术中囊肿的处理方法，近年来有研究发现上颌窦囊肿具有自限性的特征，遂认为可对囊肿进行定期观察，待囊肿自行消失时行上颌窦底提升术。另有学者研究发现大多数上颌窦囊肿在观察期内存在体积减小或不变的趋势，仅 8.3% 的上颌窦囊肿体积会增加。因此，可以尝试通过定期的随访观察囊肿的变化，待上颌窦囊肿自行消失时再行上颌窦底提升植骨术，也不失为一种可供选择的方案。当然该方案的缺点也显而易见，其手术指征的不确定性较大，增加了患者的就诊次数及可能的 CBCT 检查所带来的放射暴露率。

综上，在上颌窦底提升术中，通过合适的上颌窦囊肿处理方式均可获得良好的种植修复临床效果。在临床中我们要尊崇以患者为中心的治疗理念，在进行治疗决策时，首选微创的方式处理囊肿，以减轻患者痛苦、缩短治疗周期，同时尽量避免对上颌窦解剖结构的破坏。在制订治疗计划前，应进行详尽的临床检查和影像学评估以确定囊肿的类型、大小及位置。最后，笔者团队根据不同的处理策略提出以下治疗决策树供临床医师参考（图68）。

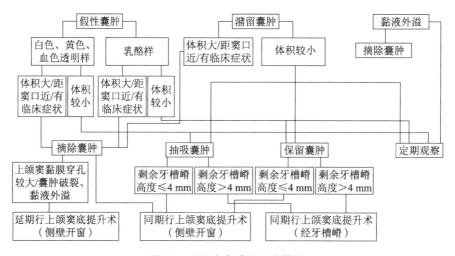

图68 上颌窦囊肿处理决策树

25.3 典型病例

病例1 经侧壁开窗入路摘除囊肿，同期行上颌窦底提升植骨+种植术（图69~图73）。

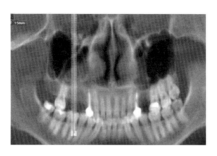

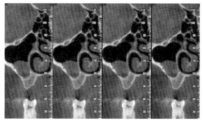

图69 CBCT不同层面显示上颌后部拟种植区存在囊肿

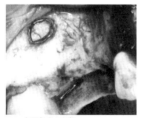
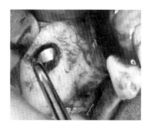

A：侧壁小开窗

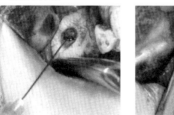
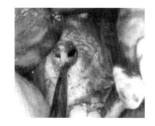

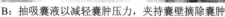

B：抽吸囊液以减轻囊肿压力，夹持囊壁摘除囊肿

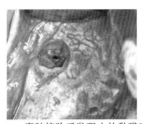
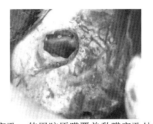

C：囊肿摘除后发现小的黏膜穿孔，使用胶原膜覆盖黏膜穿孔处

图 70　经侧壁开窗入路摘除囊肿（彩图见彩插 52）

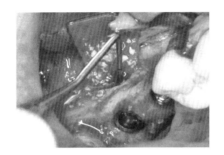
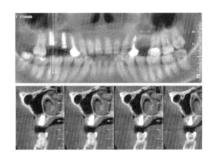

图 71　同期行上颌窦底提升植骨 +　　　　图 72　术后即刻 CBCT 显示
　种植术（彩图见彩插 53）　　　　　　　　囊肿完全摘除

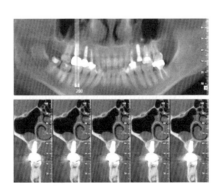

图 73　术后 2 年 CBCT 显示种植体骨结合良好，上颌窦囊肿复发，
但在种植体根方与上颌窦底之间存在充足的骨量

病例 2　右侧上颌窦囊肿，经侧壁开窗入路抽吸囊液，同期
行上颌窦底提升植骨，延期种植（图 74 ～图 77）。

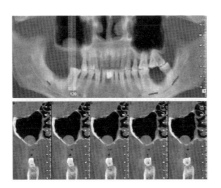

图 74　术前 CBCT 检查发现右上后牙区囊肿较为局限

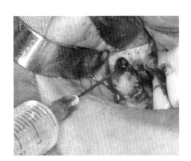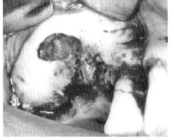

图 75　经侧壁开窗，抽出淡黄色囊液，完整剥离窦底黏膜（彩图见彩插 54）

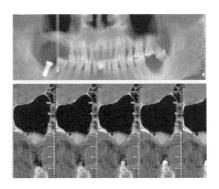

图 76　术后 CBCT 显示囊肿消失，上颌窦提升骨高度至约 10 mm

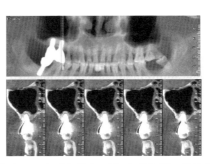

图 77　延期种植体植入，完成冠修复后复查 CBCT，种植体周围骨结合稳定

（柳忠豪　许胜　梁杰）

26　上颌窦解剖变异的术前规划及解决方案——上颌窦形态

《国际口腔种植学会（ITI）口腔种植临床指南（第五卷）》指导临床医师在上颌窦平坦、高度≥6 mm 时进行上颌窦内提升，≤6 mm 时进行上颌窦外提升。一直以来，我们团队也是根据这一指导原则进行上颌窦提升，但是经过多年的临床实践，我们发现上颌窦的三维形态多种多样，仅靠上颌窦平坦程度及可用牙槽嵴高度来判断上颌窦提升的手术方式是远远不够的。我们发现上颌窦的宽度和角度对上颌窦提升的手术方式的选择及成骨的效果具有较强的临床指导意义，这在很多的文献中也有报道。因此上颌窦三维形态在种植及上颌窦提升过程是非常重要的因素。NIU 等学者根据临床经验将上颌窦三维形态分为五类、三亚类，通过测量 698 例患者的上颌窦形态及上颌窦提升效果的研究，给出了针对不同上颌窦三维形态进行上颌窦提升手术方式选择的指导意见。我们团队对这样的分类及手术方式选择也深有体会。下面通过 1 例临床病例对窄锥形上颌窦进行上颌窦内提升联合应用数字化导板并且植入锥形种植体进行汇报。

患者，女性，39 岁。左上后牙缺失 6 个月，欲行种植修复。口内检查：25 缺失，缺牙区牙槽骨丰满度尚可，近远中距充足，颊舌向宽度约 8 mm，合龈距约 6 mm。CBCT 检查示 25 骨高度约 8 mm，宽度 6 mm。曲面断层显示 25 位置上颌窦底壁不规则（图 78），但矢状面显示上颌窦宽度约 5 mm（图 79），若植入柱形种植体 + 上颌窦内提升，则会造成提升过程的困难。因此为了更好地实施手术并且减少术中患者的痛苦，我们设计了数字化导板来定位提升的位置（图 80），并且植入了根方缩窄的种植体（图 81），顺利完成了手术。

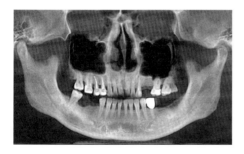
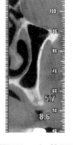

图 78 术前曲面断层显示上颌窦底壁不规则　　　　图 79 矢状面

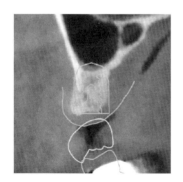
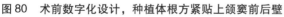
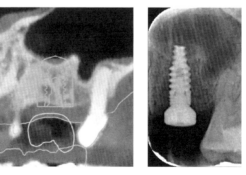

图 80 术前数字化设计，种植体根方紧贴上颌窦前后壁　　　图 81 植入锥形
种植体后

（柳忠豪　陈琳）

27 上颌窦提升术中问题处置——黏膜穿孔

上颌窦黏膜穿孔是上颌窦内外提升过程中常见的并发症，只要处理得当，术后一般不会发生急性炎症，造成种植或植骨失败。

对于老年人，上颌窦黏膜脆性变大，弹性变小，造成在剥离过程中出现上颌窦黏膜穿孔（图 82A），无法继续剥离，但对于上颌窦植骨面积已经足够的穿孔，术中采用胶原膜在窦内覆盖穿孔处周边至少 2 mm（图 82B），然后将剩余的胶原膜反折至骨窗外，钛钉固定（图 82C），术后 CBCT 显示无骨粉外溢，无急性并发症发生（图 83，图 84）。

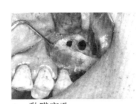 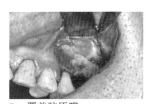 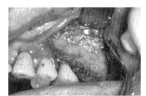

A：黏膜穿孔　　　　　B：覆盖胶原膜　　　　　C：固定胶原膜

图 82　上颌窦黏膜穿孔修补（彩图见彩插 55）

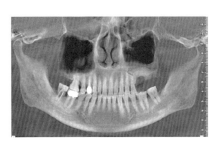 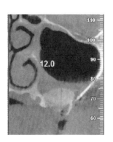

图 83　术后曲面断层显示上颌窦　　　图 84　术后矢状面
黏膜完整，无骨粉外溢

拔牙时出现上颌窦底穿通（图 85～图 87），牙槽窝愈合时肉芽组织同上颌窦黏膜粘连，术中从牙槽嵴顶分离肉芽组织（图 88A），出现黏膜破损后再由开窗处完整剥离上颌窦黏膜并修补破损处（图 88B，图 88C），在窦腔及牙槽窝内填塞骨材料（图 88D），将胶原膜从开窗上缘覆盖至牙槽嵴顶腭侧（图 88E），钛钉固定，缝合切口（图 88F）。术后为了预防伤口裂开，戴入压膜义齿，组织面紧贴牙槽嵴顶切口处。术后伤口愈合良好，10 个月后上颌窦成骨良好。

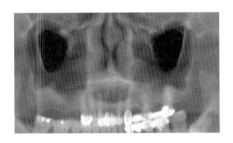

图 85　术前曲面断层显示 16 嵴顶穿通影像

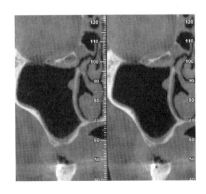

图 86　16 嵴顶穿通

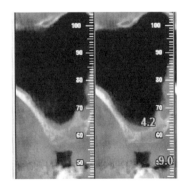

图 87　15 牙槽嵴顶低密度

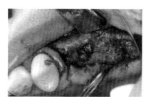
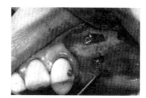
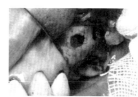

A：去除嵴顶肉芽组织　　B：剥离窦底黏膜时破损　　C：剥离黏膜并修补嵴顶破损处

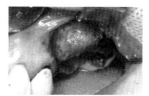
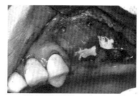
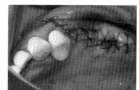

D：窦底植入骨材料　　E：胶原膜覆盖开窗处延伸至腭侧　　F：缝合切口

图 88　拔牙时上颌窦底穿通后黏膜修补（彩图见彩插56）

相关研究表明上颌窦间隔的存在会使上颌窦提升手术难度变大，增加了上颌窦内、外提升手术中上颌窦黏膜穿孔的风险。

（许胜　陈琳）

28　上颌窦提升术中问题处置——出血

上颌窦的血运是由上牙槽后动脉、眶下动脉的分支来供给。6.6% 的上颌窦血管位于上颌窦外侧壁颊侧浅表面，64.3% 位于上颌窦外侧骨壁内，29.1% 位于上颌窦腔内。31% 的上颌窦外侧壁血管下缘与牙槽嵴顶距离小于 15 mm，另外 69% 超过 15 mm。供应上颌窦的血管直径平均为 1.18 mm，上颌窦侧壁的厚度从前往后是增加的，血管的直径呈正相关，并且发现随着年龄的增加，血管的直径会增加。也有文献报道上颌窦外侧壁骨内血管的直径小于 1 mm 占 26%，1～2 mm 占 22%，2～3 mm 占 6.7%。根据上颌窦血管的解剖及临床经验，在进行上颌窦侧壁开窗过程中出血的概率是比较大的。由于上颌窦血管来源有一部分是眶下神经的分支，严重的出血可能会出现视力模糊等并发症。因此在上颌窦侧壁开窗前，进行术前 CT 读片、窗口设计非常重要。

28.1　术前发现血管，进行窗口规避

1 例患者上颌后牙缺失，窦嵴距不足，术前 CBCT 发现骨内血管横跨上颌窦前外侧壁（图 89，图 90），术中开窗将血管和黏膜一同剥离（图 91），完整地实行上颌窦外提升及植入种植体，并拍摄 CBCT 确认植入位置及上颌窦提升情况（图 92）。

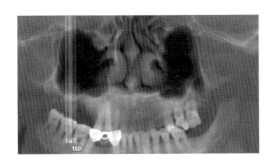
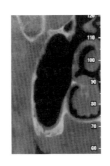

图 89　术前曲面断层　　　　　图 90　矢状面见前壁血管

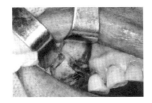
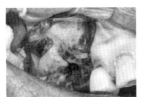
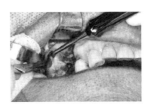

图 91　术中开窗后发现血管，完整剥离（彩图见彩插 57）

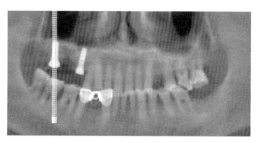
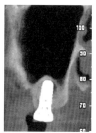

图 92　术后 CBCT 显示上颌窦底完整并植入种植体

28.2　术前发现血管，但是术中无法避开

1 例行上颌窦内提升术的患者，术前 CBCT 发现窦底有血管（图 93），术中出血，但是未经处理，造成了术后上颌功能障碍，纤毛运动无法将渗出及血液排除，从而引起了急性上颌炎（图 94）。

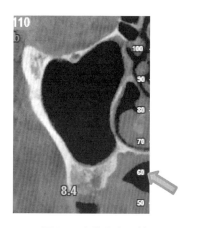
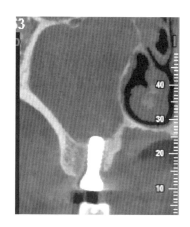

图 93　术前窦底血管　　　　图 94　种植体植入后出现急性上颌窦炎

（1）针对上颌窦内提升患者窦底血管丰富的情况（图 95），我们在术中进行上颌窦内提升后关注出血程度，置入吸收性明胶

海绵止血，取出后出血明显减轻或无明显出血，再进行种植体植入（图96），术后明显降低了上颌窦炎的发生率。

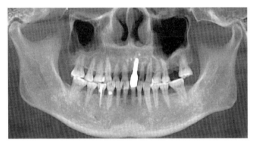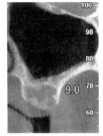

图95　窦底血管丰富

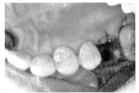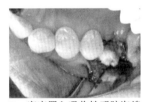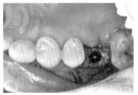

A：窦底出血明显　　　　B：窦底置入吸收性明胶海绵　　C：取出吸收性明胶海绵，出
　　　　　　　　　　　　　　　　　　　　　　　　　　　　　血明显减少

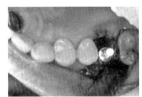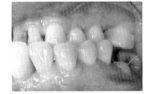

D：植入种植体　　　　E：缝合

图96　针对上颌窦内提升患者窦底血管丰富的处理（彩图见彩插58）

　　（2）对于上颌窦底血管丰富的病例（图97），术中无法避开，出血较多（图98），但是通过完善植骨、积极抗感染及使用减少渗出的药物，术后也可以获得良好的植骨效果，并且成骨量好（图99），分析可能是血运丰富、成骨环境好的原因。

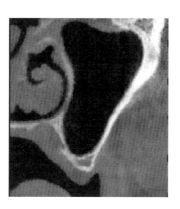

图 97 术前 CT 示血管丰富

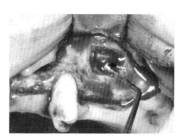 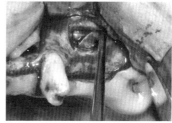

图 98 剥离过程出血（彩图见彩插 59）

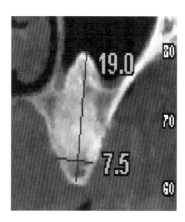

图 99 术后 10 个月成骨

因此，对于上颌窦提升的患者，术前对血管的判断至关重要，术前合理设计开窗位置，术中发现出血，及时处理，术后积极预防感染，才能避免后期并发症的发生。

（许胜　陈琳）

29 上颌窦提升术中问题处置——感染

上颌窦提升后可能会出现感染，主要表现为急性上颌窦炎和慢性上颌窦炎。根据文献回顾发生率为 0.5% ~ 11.6% 。如不积极处理可能发展至眼眶及颅内造成严重感染。在这种情况下，公认的手术治疗的方式是移植物移除，这在大多数研究中得到了应用。

29.1　上颌窦外提升后出现感染的手术处理

笔者在临床上也会遇到上颌窦外提升后出现感染的病例，此例患者排除术前禁忌，手术操作顺利，上颌窦黏膜无穿孔，术后常规抗感染治疗，术后 7 天自觉口内有骨粉溢出及渗出液，重新入路清创，碘仿填塞，定期复查，最终炎症得到控制，术区愈合良好（图 100）。

29.2　上颌窦外提升后感染的保守治疗

有文献报道对于术后出现上颌窦炎的患者，通过分析患者临床症状及解剖结构，促进纤毛运动及使用减少渗出的药物等保守治疗，可同样获得良好的临床效果。我们接诊的此例患者术前上颌窦腔无明显异常，上颌窦开口通畅（图 101）。在上颌窦外提升

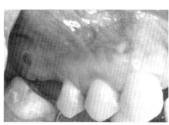

A：颊侧瘘管

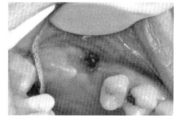

B：清创

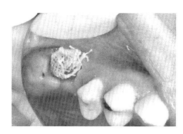

C：放置碘仿

D：伤口基本愈合

图 100　上颌窦外提升后出现感染的手术处理（彩图见彩插 60）

术后没有出现明显的疼痛不适，但是术后第 3 天自觉头钝痛不适，一直未就诊，直到术后第 8 天拆线来诊。患者精神状况可，上颌窦前壁按压不适，口内伤口愈合良好。CBCT 显示上颌窦黏膜明显增厚（图 102），提示炎症状态。结合口内及临床症状，给予呋麻滴鼻液滴鼻，全身抗感染治疗，后期愈合良好。

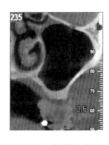

图 101　术前矢状面

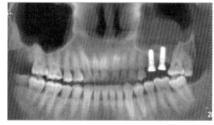

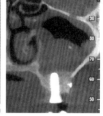

图 102　术后上颌窦慢性炎症

也有学者报道，在上颌窦提升术后预防感染的药物中，发现效果最好的是氨苄西林、阿莫西林克拉维酸和环丙沙星。

（许胜　陈琳）

辅助科学技术在口鼻外科的应用

本篇主要介绍了目前先进的科学技术在口鼻外科的临床应用，尽管有些技术的应用还处于初步探索阶段，在临床应用中面临许多困难与挑战，但其具有广阔的前景，如手术导航设备在口鼻外科、种植科、口腔颌面外科的初步应用，机器人在口鼻外科手术中的应用，促使我们在探索中前进。

本篇总负责人　柳忠豪　张庆泉　杜平功　许胜

30　鼻内镜技术在口鼻外科的扩展应用

30.1　鼻内镜在耳鼻咽喉科中的应用

鼻内镜手术是通过借助电子内镜的良好照明和配套的手术器械，在彻底清除病变的基础上，尽可能保留鼻腔及鼻窦的正常黏膜和结构，形成良好的通气和引流，促使鼻腔鼻窦黏膜的形态和生理功能恢复良好的功能性手术。同时可根据病变的严重程度，依靠鼻腔鼻窦自身生理功能的恢复来达到治愈鼻炎、鼻窦炎和鼻息肉的目的。

鼻内镜在耳鼻咽喉科被广泛应用于鼻炎、鼻窦炎、鼻息肉、鼻中隔偏曲、鼻腔鼻窦肿瘤、鼻窦囊肿等。

30.2　鼻内镜在口鼻外科中的应用

口腔相关疾病如果影响鼻腔鼻窦的功能，可以通过鼻内镜技术来处理，其优点是口腔的功能可不受影响，特别是进食功能，痛苦小，创伤少。但是如果囊肿累及腭部较多，口腔的功能受到影响，而不影响鼻腔的功能或影响较少，则可以根据实际情况，选择采用经口的手术治疗或其他的微创手术治疗。鼻内镜在相关疾病手术中应用的临床结果显示口鼻外科（鼻口腔相关外科）已经逐步形成体系和理念，并扩展到诸多学科领域，逐步被相关学科和患者认可，所以应该进一步在相关的学科推广发展口鼻外科。

目前我们开展的鼻内镜下口鼻外科手术包括鼻内镜下累及鼻底、上颌窦、鼻中隔的各种上颌骨囊肿手术，口腔上颌窦瘘修补术，牙源性上颌窦炎手术，鼻内镜下根尖周炎术腔处理，各种含牙囊肿的经口经鼻的鼻内镜手术，正颌手术中鼻腔、上颌窦的鼻内镜的观察和处理，鼻内镜下鼻腔、上颌窦等异位牙的拔除等。

（1）上颌骨囊肿类手术。对于累及鼻底、上颌窦、鼻中隔的上颌骨囊肿、腭正中囊肿及鼻腭囊肿或其他类同的囊肿，采用鼻内镜下鼻底开窗引流术，术前常规行鼻内镜检查，观察鼻底隆起的部位、范围、大小等。选择隆起明显的一侧或者鼻底较宽敞的一侧进行开窗，开窗口尽可能大一些，边缘尽量修整齐，防止术后开窗口闭合。

对于直径 >0.7 cm 的瘘孔，保守治疗常不易愈合，往往需要手术修补，口腔科采用的方法为局部带蒂黏膜瓣修补，包括腭黏膜瓣和颊黏膜瓣。对于瘘孔较大并伴有严重上颌窦炎的患者，单纯局部转瓣修补而上颌窦病变未被彻底清理并建立引流通道，手术往往会失败。在鼻内镜辅助下用阔筋膜和肌肉采用"三明治"法行口腔上颌窦瘘孔修补，术野清晰，另外在口腔侧采用复合瓣缝合修补，起到了内外双重修补的作用，大大提高了手术的成功率。

（2）炎症性手术。急性或慢性上颌窦炎通常是由病毒、细菌、过敏或真菌引起的上颌窦炎症，部分是由邻近牙齿的感染所致，任何由牙或牙槽结构引起的感染都可能损害上颌窦底部，导致 OMS。OMS 治疗包括上颌窦炎的治疗及牙源性感染因素的去除。内镜鼻窦手术的优点是可以更快地恢复上颌窦的引流，同时治疗鼻及鼻窦解剖异常，更快地减轻或消除症状。受窦口宽度及窦高度等解剖结构的限制，有时需结合下鼻道造孔完成手术。

（3）经口手术。通过鼻内镜下观察，我们在拔牙窝内进行肉芽组织搔刮时，可以直观地观察到拔牙窝内的情况，避免损伤上颌窦及下牙槽神经等重要的结构，克服了手术灯光源无法照射进拔牙窝所造成的视野差、操作难度大的难题。同时，因鼻内镜镜头具有 0°、30°、70°等多个角度，我们可以在不扩大拔牙窝的情况下，完全观察到根尖区病变直径大于拔牙窝直径的病例，可以在损伤更小的情况下，完全刮除炎性肉芽组织。

（4）正颌手术。正颌手术过程中，鼻内镜还可以作为显微镜使用，帮助医师观察手术部位的细节和微小结构，如牙槽骨成形、骨切割、植骨、牵引等步骤，特别是在术腔狭窄或较深的情况下，鼻内镜可以提供更加清晰的视野和细节信息，进行准确的颌骨切开和定位，实现对颌骨的精准处理，从而达到更好的治疗效果。鼻内镜下磨骨可以更加精准地去除颌骨上的骨质，保护神经、血管结构。例如，在矫正下颌骨的手术中，鼻内镜可以帮助医师观察下颌骨骨缝的位置和张力，从而更好地调整下颌骨的位置，帮助医师更加准确地进行手术操作，从而减少手术出错率和并发症的发生。

（5）鼻内镜下多生牙、异位牙拔除。鼻内镜下拔除上颌窦及鼻腔异位牙可避免损伤周围组织结构，更精细地操作，具有微创、安全、有效的优点。

30.3 相关学科理念的形成

因为鼻腔鼻窦与口腔的毗邻关系，相关疾病也互相影响（如牙齿引起的上颌窦炎、上颌窦癌累及牙槽骨、牙源性上颌骨囊肿突至鼻腔引起鼻塞等），相关学科疾病的诊断与治疗现在也多有改变（相关治疗技术，如经鼻腔内治疗腭正中囊肿、经上颌窦治疗牙源性上颌骨囊肿），其无不体现了该相关学科日渐成熟，基本形成了鼻口腔相关外科学诊断与治疗体系，相关理念已经初步形成。

30.4 多学科诊疗是发展的方向

现在口腔颌面外科中只要关于鼻腔鼻窦的疾病，我们都要相关科室联合会诊，根据病变的部位、大小、累及部位来制定适合的诊疗方案，根据功能保留情况、微创程度、生活质量提高情况、创伤大小、恢复速率来确定经鼻还是经口手术；将鼻内镜技术引用到经口内的微创精准手术是我们的另一个创新，鼻内镜下清晰的视野，精准的操作，规范的切除，创伤的减少都体现在临床诊疗中，我们称之为口鼻外科。当口腔专用内镜和手术器械应运而生时，口腔颌面外科疾病的诊疗将迎来一个新的春天。

（张学斌　张庆泉　柳忠豪）

31　CBCT 技术的扩展应用

31.1　CBCT 的概况

口腔颌面 CBCT，又称数字容积体层摄影（digital volumetric tomography，DVT），最早于 1998 年由意大利工程师 Mozzo 报道（NewTom 9000）。与此同时日本口腔颌面放射学家 Arai 报道了被命名为 Ortho-CT 的口腔颌面 CBCT 机。口腔颌面 CBCT 给口腔颌面放射学带来了革命性的进步，其出现彻底改变了传统口腔颌面放射学设备仅能提供二维图像的历史，可以三维显示病变结构，大大提高了诊断能力。

口腔颌面 CBCT 机主要由硬件和软件两部分组成。硬件部分包括影像拍摄系统（X 线源和影像探测器）、计算机系统（操作软件和图像显示及储存）、固位支架及用于患者拍摄的移动床/可移动座椅。软件系统主要用来操控影像拍摄系统，完成图像的采集、传输、处理及图像的三维重建。口腔颌面 CBCT 的图像采集是由其图像拍摄系统围绕所扫描兴趣区旋转 360°完成的。在这一过程中，X 线呈锥形发出，通过人体组织投照到对侧的面积影像探测器，探测器将接收到的图像信号经模拟/数字、数字/模拟转换器转化后，以数字图像显示在电脑屏幕上。旋转 1 周后获取扫描区容积数据原始图像，然后经过滤波反投射技术对构成三维图像的数据进行精确计算，从而重建 CT 的轴位、矢状位和冠状位图像及三维立体图像。

我国第 1 台 CBCT 机（NewTom 9000，意大利）由北京大学口腔医学院于 1999 年购置、安装并应用于临床，之后 CBCT 在国内的应用愈发普及。烟台市口腔医院最早于 2010 年引入 1 台CBCT 机（NewTom VGi，意大利），随后总院及各分院购置多台，如 XG 3D（锐科）、NewTom Giano（意大利）、X550（日本森田）、ORIHOPROS SL 3D（德国西诺德）、SS-X12009DP-RO-3D（合肥美亚光电）等。

31.2　CBCT 的常规临床应用

CBCT 以其相对低辐射剂量、高空间分辨率、可以提供良好的硬组织结构三维图像、检查费用和设备购置费用相对较低及设备占用面积和空间较小等众多优点而日益广泛地用于口腔医学临床。在口腔颌面相关疾病（牙体牙髓疾病、牙周疾病、种植牙术前检查、颞下颌关节检查等）的常规检查中以小视野 CBCT 图像为主，往往只涵盖一部分上颌窦，临床上很少用大视野进行上颌骨、牙槽骨及鼻窦的扫描，所以不能观看整个鼻窦的全貌，影响了临床上对牙齿、上颌窦乃至整个鼻窦病变的判断和诊疗。

31.3　CBCT 的扩展临床应用

（1）扫描视野扩展。部分上颌窦显示扩展到全鼻窦显示。通过口腔与鼻腔鼻窦等边缘学科的互相融合，上颌骨、牙齿相关病变涉及整个上颌窦、整个鼻窦或多个鼻窦的情况越来越多，这就需要在行 CBCT 扫描时，改变原来的操作程序和相关数据，使之能够符合临床的需要。

而口鼻外科领域的观察重点为全鼻窦，起码要涵盖整个上颌窦和筛窦，以满足临床的需求，要求扫描范围必须至少包含下颌骨下缘至额窦的上缘，故建议扫描视野至少为 15 cm×15 cm，才能达到满足口腔、鼻腔、鼻窦病变观察的诊疗目的。

（2）数字化外科技术在口鼻外科领域临床导航的应用。数字化外科（digital surgery）又称计算机辅助外科（computer assisted surgery，CAS），是数字医学的分支领域，主要涵盖外科学、计算机图形学、精密制造等学科的内容。该技术始于 20 世纪 70 年代，Marching Cubes 运算法的出现开启了数字化技术的航程。20 世纪 80 年代计算机辅助设计、制造技术开始应用于医学领域。20 世纪 90 年代计算机导航技术应用于外科手术。21 世纪初期，手术辅助达芬奇机器人系统辅助医师完成关节置换手术。历经 40 年的发展，数字化外科技术逐步成熟并广泛应用于神经外科、骨科、整形外科及口鼻外科等领域。

计算机辅助导航技术是数字化外科的重要分支，即医师在术前利用医学影像设备和计算机图形学方法，对患者多模式的图像数据进行三维重建和可视化处理，获得三维模型，制订精确的手术计划，开展术前模拟。在术中通过注册操作，把三维模型与患者的实际体位、空间中手术器械的实时位置统一在一个坐标系下，并利用三维定位系统实时采集并显示手术器械在空间中的位置，医师通过观察三维模型中手术器械与病变部位的相对位置关系，对患者进行导航手术治疗。计算机辅助导航技术包括声导型、机械臂型、电磁感应型和光感应型 4 种不同类型的坐标定位技术。当代主流的导航系统使用的是光感应型和电磁感应型坐标定位技术。计算机辅助导航手术的优势主要有：①通过手术导航，医师有限的视觉范围得到延伸。通过在外科手术中引入图像的引导，能够有效地提高手术精度、缩短手术时间、减少手术创伤、降低手术风险。②全程数字化的手术导航系统有利于网络传输与数字存储，不但可以进行诊疗过程全记录与回放，还可以实现远程手术协作及手术规划、仿真与教学。目前导航技术已经渗透到越来越多的医学分支学科（如普外科、神经外科、骨外科、口鼻外科、整形外科等）。

在口鼻外科领域，计算机辅助导航鼻内镜手术由 Anon 等于 1994 年首次报道。随后国内外学者报道了大量的有关导航下鼻内镜手术的文章，其中张庆泉等学者的手术样本量更是高达 1250 例，均体现了计算机辅助导航在内镜鼻窦手术中的重要应用价值。此外，计算机辅助导航技术还可应用于颅颌面种植和畸形手术矫治、颌面部复杂骨折的复位及复杂解剖区域的高风险肿瘤切除等手术治疗。计算机辅助导航下口鼻外科手术适应证主要包括上颌窦囊肿经鼻或经口手术的定位开窗、上颌骨深部囊肿的开窗定位、鼻腔鼻窦多生牙/异位牙的拔除定位及口腔种植导航等。

计算机辅助导航技术在种植外科领域得以应用，主要的适应证是种植或植骨定位，目前口腔种植导航的适应证已经扩大至无牙颌种植、穿颧种植、穿翼种植、跨神经管种植等特殊病例，使得原来不能做牙齿种植的患者在此技术的支持下，满足牙齿种植的需要。

尽管计算机辅助导航技术在口腔种植、口鼻外科、口腔颌面外科的应用越来越多，优势也越来越得以显现，但是，仍然存在难以避免的注册误差及无法实时反应术中结构等问题。应用多模态影像融合导航技术或者应用手术机器人必然是未来发展的趋势。

（孙崇珂 许胜 张庆泉 柳忠豪）

32 数字导板技术在口鼻外科相关手术中的应用

随着数字化技术在现代医学中的广泛运用、渗透和交融，涌现出了极具创新性的医学分支学科——数字医学（digital medicine）。简而言之，数字医学是运用先进的计算机科学、数字化手段对临床医学进行新的探索和创造，主要包括辅助原有医疗技术的实施及为得到更加可靠和精确的诊断、更加有效和准确的治疗而提供全新的数字医疗技术。其中，与外科领域关系最密切的是我们常提及的 CAS。1979 年 Hounsfield 因发明了计算机体层成像技术而斩获诺贝尔医学奖。

数字导板技术便是计算机辅助外科中重要的一个方面。现阶段，其常被应用于辅助种植体植入、辅助颌骨畸形或创伤的矫正或修复、辅助颅颌面骨肿瘤等病变的切除、物体的植入或取出。

32.1 数字化导板引导种植体种植

随着 3D 影像技术和计算机技术的发展，种植导板从简单的压膜式手术导板逐步发展成为融合 CBCT、种植设计软件获取解剖等数字化信息，同时依托 3D 打印等成型技术生产出数字化导板。对于咬合状况良好的病例，我们可以直接拍摄 CBCT，在设计软件中模拟重建缺失牙齿或者在石膏模型上排蜡牙，将扫描蜡牙的影像同 CBCT 影像在设计软件中整合，获得具有组织及修复体信息的影像。对于复杂病例的计算机辅助设计制作导板，需要拍摄二次 CBCT 或佩戴放射性导板再拍一次 CBCT。在完成种植设计后系统会生成特定文件，将该文件和石膏模型一同传送给快速成型制作单位，就可以加工制作导板。实际手术时，在种植导板的引导下植入种植体，可保证种植体的成功正确就位。数字化导板技术具有传统导板所无法实现的一些优点：①可以通过优化种植体在剩余骨中的植入位置，减少或避免骨增量手术，同时有效避开危险区；②可以给医师提供解剖结构和修复体轮廓信息，从而实现以修复为导向的种植体植入，获得最终理想的修复效果；③可以实现不翻瓣的微创种植手术，缩短手术时间，减轻术后不适、肿胀和疼痛。大量文献研究证实计算机辅助种植外科手术与传统种植手术相比有更高的精确度。

32.2　数字化导板辅助颌骨畸形或创伤的矫正或修复

传统的正颌手术往往采用术前头影测量进行分析，工作量相对较大且误差较大。现阶段，我们术前采用 CBCT 数据，将数据导入到手术设计软件中，可自动实现数据分析，同时在软件中进行截骨线的设计及骨块的模拟移动，此时可以通过 DICOM 格式的数据设计数据导入至建模软件中，生成截骨与再定位导板数据，将导板数据以 STL 格式输入打印机内即刻打印相关导板。由于该导板的应用可以抛弃咬合导板并可引导截骨器械，大大简化了手术中的操作，提高了手术精度。当然，术者也可在术中借助手术导航系统完成相同的手术，并达到相似的结果。

32.3 数字化导板辅助颅颌面骨肿瘤等病变的切除和骨缺损的重建

计算机通过相关的软件系统，对颌骨的三维重建图像采用多种形式充分显示颌骨的病变范围，并可设计颅颌面骨切除的范围和截骨线，生成并制作颅颌面骨切除的截骨导板，来引导术中截骨器械。同时，对于各种颅颌面骨的缺损，计算机可以根据医师的需要，模拟骨缺损的重建手术。计算机通过将供区骨与受区骨进行匹配比较，来选择最适合用于重建的供骨移植区域；并能模拟移植骨的切取、塑形和固定，设定移植骨塑形时截开的骨段数量及截开的位置、方向和角度，并确定钛板固定和模拟种植体植入的位置并生成相应导板，从而帮助医师将术前设计的手术方案精确地实现在手术中。

32.4 数字化导板辅助口腔颌面部放射性粒子植入

口腔颌面部恶性肿瘤大约占全身恶性肿瘤的8%，发病率呈上升趋势，现阶段大部分恶性肿瘤采用以手术为主、放化疗为辅的综合治疗方法。颌面部相对于其他部位有重要器官较多、解剖结构复杂和恶性肿瘤易早期侵犯邻近组织及重要器官等特征。特别是对于晚期或复杂的病变，手术根治难度较大，复发率较高，且手术切除病灶可能造成严重的组织缺损，影响外形美观及功能，这对粒子植入的精度提出了更高的要求。随着影像和数字化技术的发展，3D打印导板引导放射粒子植入术以其良好的靶区适形性、可控的治疗剂量、持续的治疗效应、微创性和较低且可控的不良反应，在一部分口腔颌面部恶性肿瘤的治疗中显现独特的优势。

3D 打印导板引导[125]I 放射粒子植入术，避免了术者受到过多辐射，操作更简便，提升了植入精度，缩短了手术时间，提高了手术效率。在 3D 打印导板引导下，穿刺路径能很好地避开重要脏器，并能使放射粒子剂量分布均匀，具有更高的准确性和安全性。

3D 打印导板引导[125]I 放射粒子植入术包括单纯放射性粒子植入术、术中植入术和术后植入术，所需要的设备和材料主要有[125]I 放射粒子、植入针、粒子装载弹夹、剂量检测仪、3D 打印导板等。其步骤主要包括获取图像资料、确定治疗靶区、制订植入计划、植入放射粒子、术后验证。术前拍摄颌面部增强 CT，将 CT 数据导入 TPS，勾画靶区，设计针道和粒子排布，并经 TPS 计算得出剂量 – 体积直方图，满足 D90 ≥ 处方剂量。将计划方案与术前拍摄的增强 CT 影像传输给 3D 设计打印厂商，加工制作出个性化的 3D 导板。术中将导板固定于术区，依据术前设计即可经皮穿刺精确植入放射粒子。

32.5　三叉神经痛治疗中数字化导板的应用

射频热凝术在治疗三叉神经痛中应用广泛，其精准的穿刺和电极针的放置是治疗的关键。采用数字化导板技术，穿刺的成功率和效率都大大提升，患者疼痛减轻，术后无明显并发症，该方法比传统治疗有更高的临床价值。主要步骤：将头颅颌面部的 CT 数据导入到相应的设计软件中，对软硬组织畸形进行 3D 模型重建，在图像中寻找颅底圆孔外口，并设计穿刺路径，设计并生产导板，将数据导入到 3D 打印机中进行打印。

32.6 计算机辅助牙槽外科

牙槽外科数字化导板的应用运用了现代牙槽外科精准、微创的理念，在数字化导板引导下拔除阻生牙及困难牙，能在术后减少患者术区出血和肿痛。王文超等给予患者行颌骨 64 排螺旋 CT 扫描，并获得 DICOM 格式的 CT 数据，利用 Mimics 17.0 软件对数据进行三维重建，并模拟手术，确定手术方案，且 3D 打印辅助手术导板。采用该数字化导板定位开窗位置并辅助超声骨刀拔除完全埋伏牙，最大限度地减少了周围软硬组织的损伤，具有广阔的应用前景。Abella 等在自体牙移植手术中设计数字化导板，将自体牙放置在导板上植入预先准备好的牙槽窝内，该方法最大限度减少了牙周膜的损伤，加快了手术速度，从而使自体牙移植手术成功率大大提高。

32.7 笔者团队的数字导板技术的临床应用

我们除了将数字导板技术应用于口腔颌面部诊疗定位之外，还将数字导板技术应用于鼻腔内异位牙的拔除，相关文章正在投稿审稿之中，其优点是对鼻腔异位牙的定位准确，取出异位牙就变得简单了，缺点是在鼻腔内放置数字导板的难度大。解决了鼻腔内数字导板的定位问题，下一步就是鼻窦异位牙的数字导板定位，对此我们正在临床探索研究之中。

数字导板技术在口腔颌面外科中的应用日渐成熟，而在口鼻外科中的应用处于开始临床探索阶段，我们初步的临床应用及观察已初见成效，但还需要我们继续努力，探索出能够方便地在鼻腔鼻窦使用的合适的数字导板，造福于广大患者。

（王彬晨　柳忠豪）

33　导航技术在口鼻外科、种植科的临床应用

随着科学技术的进步，在导航系统的计算机和软件方面，快速处理系统的开发和应用使以计算机为基础的应用技术达到以前难以想象的水平，高分辨率立体监视屏的开发有利于对深部复杂结构的显示；软件、硬件的开发使导航系统应用更趋简便，设备的高度自动化和智能化可自动注册和校正偏差；多种图像的自动融合为外科医师提供了更多的选择和信息，使得导航手术更安全有效。

利用融合和导航技术可使医师在手术前进入一个可视的虚拟的局部环境，从多个层面观察病变，模拟手术操作，将病变组织与周围正常解剖结构的立体空间关系真实展现出来，有助于选择正确的手术入路。手术中实时扫描影像导航是一个更大的进步，可以使手术医师在手术中获得真实的局部治疗的变化，给医师提供足够的导航信息。与鼻内镜联合完成的深部病变的微创手术，应用机器人或机械手臂操纵手术显微镜，握持磨钻、电极、鼻内镜等，不会发生人手颤动或抖动等缺点，遥控外科现在已经变为现实。

现代鼻外科、口鼻外科、种植科的内涵是，在鼻内镜直视下，在导航定位系统提供精准定位的情境下，彻底清除病灶，减少周

围组织的创伤，尽可能地保留鼻腔鼻窦、口腔局部的正常解剖结构，精确地植入可修复组织，从而达到治愈疾病的目的。导航技术和鼻内镜技术的结合是现代鼻外科、口鼻外科、种植科微创手术的发展趋势。

33.1　动态导航在口腔种植中的应用

口腔种植由开始的自由手种植到现在逐渐发展为数字化种植，随着科技进步，越来越多的临床医师也倾向于在临床应用数字化种植，数字化种植包含静态导板手术与动态导航手术，其中动态导航手术近年来正逐渐成为热门方向。

（1）动态导航的技术原理。通过配准技术和空间定位系统，使患者的手术坐标与三维影像坐标一一对应，在患者的 CBCT 中，术区的任何位置都可以用 X-Y-Z 坐标表示，这样的定位方法突破了二维影像的限制，术中可以根据任何剖面的实时动态图及时调整术区的进针深度和角度。术区定位以光学定位为主流，因无须与临床接触，故操作较灵活。

（2）动态导航的临床操作流程。详见图 103 和图 104。

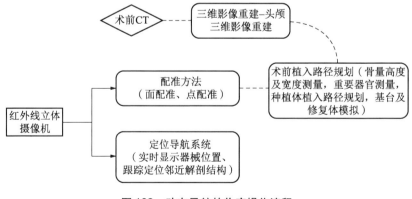

图 103　动态导航的临床操作流程

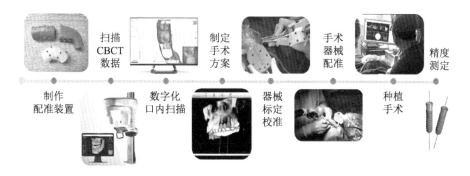

扫描
CBCT
数据

制定
手术
方案

手术
器械
配准

精度
测定

制作
配准装置

数字化
口内扫描

器械
标定
校准

种植
手术

图104　动态导航引导种植术流程（彩图见彩插61）

（3）动态导航与静态导板比较。目前临床中有静态导板与动态导航两种数字化种植手段，静态导板提高了传统自由手种植的精度，但其术前准备的时间长，导板的一次性使用价值也使种植成本增加，术中因为有导板遮挡，导致种植区的冷却不及时，这加大了手术中软硬组织损伤的风险，而动态导航省去了术前制作导板的麻烦，使术前设计可以与手术同期完成，减少了手术次数，术中也可以实时操控种植的进程，避免骨灼伤，并能根据患者情况及时进行调整，减轻患者痛苦。

动态导航系统虽然提高了手术精度，但该技术也暴露了一些局限性，比如术前术中的误差；对于经验不足的种植医师来说，不恰当的导航信息不仅会加大手术风险，而且极有可能导致种植手术的失败；同时，有报告显示不同颌骨情况对植入精度也会产生关键影响；相对于静态导板，动态导航系统对技术熟练度的要求会更高，手术助手所需要的学习周期会比较长（表1）。

表 1　动态导航与静态导板手术比较

	静态导板	动态导航
作用方式	CAM 技术 3D 打印制作外科导板指导种植体植入	CBCT 数据复制虚拟种植体位置，使用运动跟踪技术指导骨预备
组成	导板（牙支持式，黏膜支持式，骨支持式）	硬件、配准标定设备及追踪系统
误差分析	入点误差、根尖误差、角度误差和深度误差	系统误差、成像误差、配准误差和应用误差
精度	优于自由手种植，稍低于动态导航	较高
精度影响因素	影像学数据的采集与处理、手术导板的加工与制作、导板定位与扩孔过程中产生的移位及手术器械本身的机械误差	配准精度为主要影响因素
特点	导板非固定，术中可能出现滑脱，对术中累计误差较敏感，术者需留有安全距离	技术敏感性更高，操作步骤更多
适应证	无翻瓣种植，微创种植	上颌牙列缺失，肉眼不能直视，伴上颌骨剩余骨量严重不足的患者和穿颧种植的复杂种植患者
优势	①使肉眼看不到的解剖结构可视化 ②更大限度的微创 ③更快速、直观地制定手术方案	①植入偏差较小 ②开口度受限较小，术者可直视 ③术区冷却较及时
局限性	①种植体植入深度偏差较大 ②患者开口度受限较大 ③有导板阻碍，会遮挡视线，且术区冷却不及时，容易造成骨灼伤 ④导板制作完成后手术方案无法更改	①配准精度要求高 ②术者及手术助手操作熟练度要求高，学习周期长

33.2　动态导航在特殊口腔种植手术中的应用

（1）颧种植。临床中可见上颌骨严重萎缩伴牙列缺失患者，这类患者的种植修复设计难度较大。1998 年 Brånemark 开创性地研发了颧种植体（zygomatic implant，ZI），颧种植术的出现为这类患者的修复提供了新思路。相对于传统牙槽骨种植体来讲，其优势是可避免大量植骨，减少手术次数，而且部分患者可实现早期负载。虽然其优势很明显，但由于颧种植体的长度是普通牙槽骨种植体的数倍，而且其植入方式是从牙槽骨的腭侧穿入，之后跨越上颌窦进入颧骨，经过毗邻的器官与结构较多，因此手术路径的精准设计成为颧种植术成功的关键。

随着动态导航的普及，利用动态导航系统引导颧种植术的成功率也逐渐提高。动态导航系统一般由用于追踪患者和手术器械位置的红外摄像机及可以处理坐标关系的计算机组成，在计算机屏幕上可以实时显示患者图像和器械位置。而根据患者 CT 设计的导航位点则是在患者口中精准植入种植体的关键。术区应用光学定位，其优点是定位精度高，且可以一次跟踪多个目标，总体来说，对于上颌骨严重萎缩或者骨量严重不足的患者，在种植术中辅以动态导航定位系统，可大大提高手术成功率，改善患者生活质量。

（2）无牙颌种植。无牙颌的成因有很多，其中牙周病引起牙齿脱落为主要病因，而由牙周病形成的无牙颌通常情况下牙槽嵴形态欠佳，为低平牙槽嵴或者刃状牙槽嵴，低平牙槽嵴在口腔种植中难度中等，而刃状牙槽嵴种植难度较大，主要问题是术中手部在刀状牙槽嵴操作时钻针易滑脱，可能会损伤神经、血管等重要结构，如果采用翻瓣技术，可能会引起患者术后肿胀，增加感染风险。目前动态导航系统的出现，无疑为无牙颌患者的种植修复带来了新机遇。

术前为无牙颌患者拍摄术前 CT，应用动态导航系统精准设计及定位种植体的植入点，使其获得良好的初期稳定性，前期准备时间也相对较短。而静态导板前期准备及制作过程耗时较长，且一旦制作完成，若成品与患者实际情况有偏差则失去利用价值，成本较高。动态导航技术在降低无牙颌种植难度的同时也弥补了静态导板技术上的不足。

（3）即刻种植。即刻种植旨在减轻患者痛苦，减少患者就诊次数，现有的即刻种植技术主要有 3 种：①传统自由手种植加过渡义齿；②传统自由手种植，转移印模，之后由加工厂制作传统义齿后戴入；③术前打孔制作导板，在导板基础上实施手术。

以动态导航引导即刻种植是通过在术前制作活动诊断性暂时修复体，在修复体基础上拍摄 CT，制作数字印模，在此情况下进行垂直距离与咬合关系的判断，以此确定种植体植入的最佳位置，在种植前将放射导板用临时黏接材料固定，使之在种植过程中可以相互验证导航植入的精度与即刻修复义齿就位的精度。应用动态导航系统引导种植时可以通过设计弥补误差法与预备弥补误差法两种方法减少植入点误差，在临床应用中更推荐预备弥补误差法，即非全程预备，这也是动态导航系统在即刻种植中的优势。

（4）跨下颌神经管种植。下颌后牙缺失后，此区的牙槽嵴吸收较快，对于种植手术来说骨量不足，尤其是针对下颌神经管位置不佳的患者，如果采用传统自由手种植或者依靠种植医师的经验及手感来操作则风险较大。我们可以应用动态导航系统，充分利用下颌管下部骨组织，根据术前 CT，设计种植体植入角度，通过倾斜植体，使其跨越下颌管，完成骨结合，实现后牙区牙槽嵴严重吸收情况的种植修复。

33.3　动态导航在种植过程中的精度

（1）影响动态导航系统在植体植入过程中精度的因素。植入精度的影响因素比较多，其中比较关键的一个因素为配准精度，配准过程中产生的误差很大程度上会影响手术的成功率。一般动态导航误差有系统误差、成像误差、配准误差和应用误差。系统误差与导航系统固有的硬件和软件有关；成像误差主要源于患者术前拍摄的 CT，理论上来说螺旋 CT 与 CBCT 精度并无明显差异，但在实际操作过程中传统的螺旋 CT 精度较差，所以现在临床多使用 CBCT；配准误差又分为基准点的定点误差与配准误差及目标点的配准误差，基准点的定点误差由图像定点误差及术中定点误差组成，其中图像定点误差与图像分辨率有关；应用误差主要考验操作者对导航系统使用的熟练程度，不同术者的操作经验会对手术精度产生明显影响。

（2）关于提高植入精度的方式。在数字化种植技术的加成下，种植精度已有大幅提升，但种植过程中的配准误差又是一个关键因素。针对这一点，我们可以通过术中计算机屏幕的动静态视图，实时把握种植进程，根据提示及时调整进针角度与深度，在追求微创不做翻瓣手术的情况下尽量减小软组织阻力带来的手术误差。就目前来说，不同配准方式会出现不同的配准误差，其中动态导航引导的口腔种植术对于植入过程带来的误差最小，临床上动态导航应用也比较多，不仅提高了手术精度，而且大大降低了手术风险。

33.4 关于动态实时导航系统的展望

动态导航系统由于其装置及操作流程较复杂以至于还不能实现普及化，且在临床中运用时还是会产生一定的误差，未来随着技术进步，误差肯定会逐渐减小。目前国际上也出现了口腔种植机器人的临床应用，将动态实时导航系统与口腔种植机器人相结合很大程度上会成为未来口腔种植的发展趋势，两者的结合，不仅拥有动态导航的高精度，术中的实时调整性，手术设计与种植修复的同期性，而且还拥有种植机器人在种植过程中对张口度的包容性，医师在外远程操作的无菌性，机械臂对钻针掌控的稳定性。未来随着 AI 智能、VR 技术与 5G 的发展，动态导航系统引领下的智能种植也会变得更加直观、更加安全、更加精准。

典型病例：患者 16、17 因龋病缺失 1 年余，口内见缺牙区牙龈状况良好，颊舌向宽度约 10 mm，颌龈高度约 7 mm。口腔卫生状况良好。初诊拍摄 CBCT 评估骨量（图 105），于 17 常规植入术区偏远中进行种植体植入，充分利用术区骨量，将复杂上颌窦底外提升术简化为上颌窦底内提升术。术中动态导航路径规划，术后 CBCT 显示植入位置精准（图 106）。

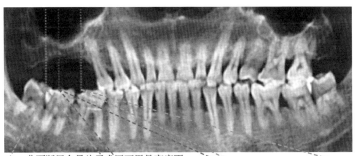

A：曲面断层全景片示术区可用骨高度不一

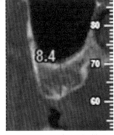

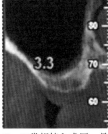

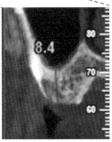

B：17动态导航下拟植入　　C：17常规植入术区，骨　　D：16拟植入术区，骨高
术区，骨高度约8 mm　　　高度约3 mm　　　　　　度约8 mm

图 105　术前 CBCT 影像

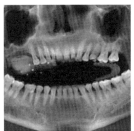

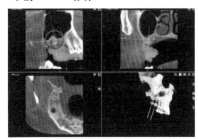

A：术前佩戴放置氧化锆小球　　B：在动态导航系统引导下植入2枚种植体
的 U 型管拍摄 CBCT，利
用动态导航设计系统进行
以修复为导向的种植体植
入路径规划

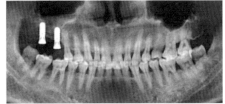

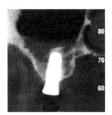

C：术后 CBCT 显示种植体精确植入规划水平位置　　D：术后 CBCT 显示种
植体精确植入规划
垂直位置

图 106　动态导航引导 16、17 种植

33.5 动态导航在口鼻外科的临床应用

（1）上颌骨囊肿经鼻、经口手术开窗的定位。不论上颌骨囊肿是经口手术，还是经鼻手术，都存在一个开窗口最佳位置选择的问题，较大的囊肿，一般临床上见到局部突起最明显的部位就是开窗引流的部位，但是不是所有的囊肿隆起的部位都适合开窗手术，如鼻腭囊肿，隆起的部位在鼻阈和鼻前庭的位置，此处开窗是一个简单的手术，但是因为前部骨质缺损，一旦引流，前部的软组织直接塌到后壁呈闭合状态，在这种情况下就要定位一个开窗操作相对方便不易闭合的位置，导航定位就显示出了优势，查找一处骨创从相对稳定的部位开窗最为稳妥，当然可以结合局部黏膜瓣的使用。

（2）深部上颌骨囊肿开窗的定位。一般的上颌骨囊肿在前部，可以在鼻底或下鼻道前部开窗引流，但是上颌骨后部的囊肿，或向后延伸的骨囊肿，开窗就不能在鼻底或下鼻道的前部了，此时导航定位就很重要，选择下鼻道或中鼻道进行开窗造口，即可选择最佳距离的手术入路和开窗部位。

（3）鼻腔鼻窦多生牙、异位牙的拔除定位。鼻腔鼻窦的多生牙和异位牙，甚至口腔颌面部位的多生牙和异位牙，都可以通过导航定位系统进行定位，确定最佳的手术入路，实现最少的手术创伤，达到最好的实施效果。

总之，导航技术目前已经在不同的专业实施应用，显现出独特的优势，使得精细技术更加准确、微创等，将来在口腔专业的种植科和口腔颌面外科、耳鼻咽喉科都显现出光辉的前景。

（许胜 柳忠豪 张庆泉）

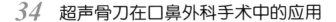

34 超声骨刀在口鼻外科手术中的应用

34.1 目前的技术使用

超声骨刀系统是指使用压电超声频率微振荡刀进行骨切开术与骨修整术的一种新型的手术系统。其属于一种冷切割设备，利用高强度聚焦超声技术，将电能转化成机械能，通过超声震荡使细胞及组织内的水汽化，化学键断裂，导致其接触的骨组织被切开。超声骨刀系统包括超声骨刀主机、工作端及脚控。超声工作端有不同的大小、形态。超声工作端的振动频率、切割功率及喷水速度由主机调控，振动频率在 25 ~ 30 kHz，产生 60 ~ 210 μm 振幅的微小振动。当振动频率超过 30 kHz 时，主机的振动模式电子调节系统可强迫设备暂停工作，避免工作端对骨质压力过大及局部过热，从而最大限度地减少损伤。

以往使用的骨切割工具存在较大缺陷，主要问题之一为安全问题。骨切割会损伤邻近的神经、血管，尤其是在正颌外科手术中，用电钻、骨凿等工具，若操作不熟练可能会引发严重并发症，如暴力敲击或凿骨过深，可能会损伤深部血管，损伤神经或引发大出血等。此外，以往所使用的骨切割工具会产生较大热量，影响周围组织。加之其切割噪声大，增加了患者恐惧心理，会影响局部麻醉手术的操作。而超声骨刀骨切割技术则弥补了上述缺陷。总结其特点：①准确性高。提供给超声骨刀切割动力源的就是微振荡，其有规范的工作频率，即 24 ~ 29 kHz，摆动刀头垂直幅度是 20 ~ 60 μm，摆动刀头水平幅度是 60 ~ 200 μm。肉眼观察在刀头尖端是没有微幅振动的，这使得手术具备良好的可控性。②可以进行选择性骨切割。其具有软、硬组织识别功能，所设定的振动频率，只能切割硬组织，不损伤软组织。因为骨组织声阻抗高于软组织声阻抗，通过设置 29 kHz 以下的频率，对超声骨刀进行干预，可以仅对矿化硬组织、骨组织及钙化组织进行切割。在刀头跟软组织接触之后，不会形成伤害，因此超声骨刀能够防止对血管及黏膜等造成影响和损伤。③微创的骨切割。超声骨刀进行切割的过程中，通过生理盐水冲洗冷却之后，骨切割部位的温度可以控制在 38 ℃ 以下，可以防止骨坏死或组织过热，从而减小骨损伤的程度。④操作术区视野清晰且抗菌，冷却水及超声振动引发的"空穴作用"，使术区的血液较容易被清除干净，从而使术区视野清晰，出血较少。其在工作时产生的冲击波有助于减少细菌在环境中的数量，有助于维持相对无菌的环境。此外振动幅度较小、操作时切割噪声小，可避免产生皮下气肿，器械易清洗，可有效避免医源性感染。但超声骨刀也有明显的缺陷——切割效率较低，操作耗时超过传统设备。

34.2 笔者观点

目前，超声骨刀在口鼻相关外科已经获得应用，显示出了明显的优势。由于埋伏牙、阻生牙埋伏或阻生的位置较深，而且通常与上颌窦黏膜、鼻底黏膜及邻牙牙根等距离较近，使用超声骨刀能够较好地减少给上述结构造成的破坏，同时还能明显地降低骨量损失，可以将开窗骨块原位回植。

在我们的临床实践中，对于突入到鼻底且骨质较厚的多生牙，我们采用超声骨刀进行前鼻棘翻瓣（图 107，图 108）。虽然暴露了鼻底黏膜，但由于超声骨刀对软组织的保护作用，未出现鼻底黏膜穿通的情况，降低了手术难度且减少了并发症，同时由于损失的骨量较少，可以将前鼻棘瓣进行复位，保持了骨量，恢复了鼻棘的正常解剖结构。

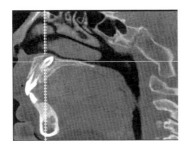
图107　CBCT 矢状位示鼻底
埋伏深在多生牙

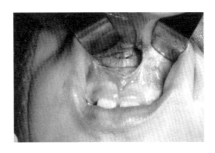
图108　超声骨刀行前鼻棘骨切开术
牙齿拔除术（彩图见彩插62）

在种植外科中，在上颌窦位置低、磨牙和前磨牙区可用骨量不足的情况下，采用上颌窦底提升术来增加骨量，从而有利于种植体的植入（图109）。在超声骨刀之前，使用传统球钻、金刚砂磨头及裂钻等机械钻头磨除上颌骨前外侧骨壁开窗，在磨除过程中由于器械或尖锐的骨片导致上颌窦黏膜穿孔，同时在磨骨过程中因精准性较差、切割效率低、开窗的骨边缘粗糙等，对术者的技术要求也较高。虽然穿通的黏膜可用胶原膜尝试修补，但其成本较高。用超声骨刀行上颌窦提升术所花费的操作时间虽然较长，但发生上颌窦黏膜穿通、撕裂的概率大大降低。同时也更加方便骨窗制备，减少骨量丢失，减少手术时间等。另外，在选择合适的刀头情况下，超声骨刀可用于口内入路的上颌窦内异物取出术。由于骨量丢失少，开窗处所切割的骨块可直接复位。

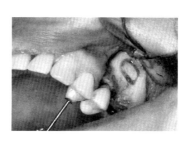

图 109 超声骨刀侧壁开窗行上颌窦外提升
（彩图见彩插 63）

总之，超声骨刀在临床上应用已久，适用范围越来越广。在口鼻外科手术中，超声骨刀与传统设备相比优势明显，但切割效率较低。临床上只要合理选择适应证，并根据情况选择合适的工作端，掌握正确的使用方法，即可达到安全切割、减少并发症、促进组织愈合的效果。

（徐大朋 杜平功 孙超 柳忠豪 张庆泉）

35 口鼻联合手术中麻醉技术的变通应用

随着人民生活水平的提高和医学技术的发展，口腔和耳鼻咽喉同时出现病变并实施联合手术已成现实，口鼻联合手术可更好地控制病变的进展，改善患者的症状，提高治疗效果；并可减少患者的住院次数，减轻患者的经济负担。而联合手术需占用患者的呼吸道，因此，对麻醉的管理也提出了挑战，在最大限度减轻患者手术应激和满足手术要求的基础上，需要麻醉医师进行严格的术前评估，选择最优麻醉方案，本节就口鼻联合手术中麻醉技术的灵活应用进行了探讨。

35.1 局部麻醉

局部麻醉作用原理是通过抑制神经细胞的膜电位，从而可逆性阻断神经传导，其可有效地抑制痛觉神经，在意识清醒的条件下，使有关神经支配的部位出现暂时性、可逆性感觉甚至运动功能丧失，使患者在手术过程中不会感到疼痛。局部麻醉可分为表面麻醉、局部浸润麻醉、区域阻滞麻醉等，这种麻醉方式在口腔门诊小手术中应用最为广泛。口腔局部麻醉是口腔临床最基本的操作技能，是做好大多数口腔临床治疗的前提，也是口腔舒适化治疗最重要的内容之一。良好的口腔局部麻醉能让患者感觉舒适无痛，更好地配合医师进行口腔治疗。随着局部麻醉技术和药物的不断更新，局部麻醉的不良反应和并发症也在不断降低。在耳鼻咽喉科的手术中单用局部麻醉的适应证相对较少，其常作为术中辅助镇痛或术后镇痛的一种补充，这与耳鼻咽喉手术解剖部位的特殊性有关，虽然手术涉及的范围并不大，但这个位置的疼痛会比其他部位的疼痛更难以让人忍受，进而使交感神经系统兴奋性增强，引起负面情绪和血流动力学改变，为手术带来很多不利的因素，同时也影响术后康复。因此，在耳鼻咽喉手术中，很少单独应用局部麻醉后再行手术操作，多需复合静脉麻醉或者全身麻醉，以减轻手术刺激，维持血流动力学的稳定，减少出血，保障患者呼吸道的安全和手术的顺利进行。而在口鼻联合手术中更是如此，除非两个部位的病变均局限于浅表，手术刺激小，一般不会使用局部麻醉完成手术。

35.2 静脉镇静镇痛技术

静脉镇静镇痛技术是静脉内应用咪达唑仑、丙泊酚、右美托咪定、瑞马唑仑等镇静药物或两种药物复合麻醉，并根据需求辅助使用麻醉性镇痛药物，用于鼻内镜检查或手术治疗中恐惧、焦虑、不能配合的患者，使患者在治疗过程中保留意识且舒适、无痛的一种技术方法。临床上根据不同的评分标准将镇静深度分为轻度、中度、深度 3 个等级，国际上于 1985 年以后广泛应用静脉镇静技术于门诊手术中，据统计，在美国超过 70% 的外科手术在门诊实施，并且至少 20% 的外科治疗在诊室镇静下进行，1986 年美国麻醉医师协会提出了监护下麻醉管理的概念，其中广泛应用的 Jorgensen 镇静技术就是在门诊手术中使用咪达唑仑或丙泊酚进行镇静的技术。该技术很早就已在国外牙科诊所中被广泛应用，其安全性已得到了验证，北京大学口腔医学院从 2010 年 1 月开始统计 9 年间颌面外科实施静脉镇静镇痛下牙科门诊手术共计 2582 人次，未发生严重并发症。静脉镇静技术在耳鼻咽喉手术中应用较少，因耳鼻咽喉手术范围大部分局限在头颈和颜面部，其解剖结构复杂，手术范围多在腔隙深部，术野小，操作困难，麻醉期间对呼吸道的掌控要求较高。因此，对耳鼻咽喉手术实施静脉镇静技术的安全性有待进一步验证，当然，有些耳部的小手术如果手术刺激不大，不占用呼吸道，可在吸氧和密切监护的基础上酌情给予小剂量镇痛镇静药物以辅助镇痛镇静。另外，对于一些疑似或已确诊为困难气道的需清醒气管插管的口腔或者耳鼻咽喉手术的患者，可在插管前给予一定剂量的静脉镇静镇痛药物以减轻插管时的应激反应和血流动力学的剧烈波动。综上，静脉镇静镇痛技术在众多小手术中有着重要的应用优势，可提供快速、安全、可靠的麻醉，并有持久可控、快速恢复、不良反应小等优点，在口腔门诊手术中应用范围较广，而在耳鼻咽喉手术中应用范围较小，因此，在口腔和耳鼻咽喉联合手术中应用时需要根据患者病情、手术范围、手术时间、手术应激等方面进行综合评估，不推荐单用静脉镇痛镇静技术，但可作为局部浸润麻醉、全身麻醉的备选麻醉方案，也可作为全身麻醉术前镇痛镇静的一种预处理方式，此外，在一些术后的患者或特殊区域中也可实施该技术，如在颌面外科或耳鼻咽喉科的大手术后实施PICA，在ICU中为重症患者提供持久的镇痛镇静状态等。静脉镇痛镇静技术有其独特的灵活性，但也需要应用者对其适应证进行严格的把控，方能进一步提升其应用的广度和深度。

35.3　全身麻醉

全身麻醉指在手术前经吸入、静脉注射、肌内注射等途径将麻醉药物注入人体，使患者意识消失，全身不会感觉到疼痛的方式。临床中最常见的是气管插管全身麻醉，按全身麻醉术中维持麻醉的方式又可分为全凭静脉麻醉、静脉—吸入复合麻醉、吸入麻醉。全凭静脉麻醉多应用丙泊酚、瑞马唑仑、瑞芬太尼等可持续泵注的药物维持麻醉，优点是可控性好、药物代谢速度快、苏醒时间较短，多应用在口腔颌面外科或耳鼻咽喉科短时间全身麻醉的手术中。静脉—吸入复合麻醉也被称为三明治麻醉，多应用丙泊酚、瑞马唑仑、瑞芬太尼静脉泵注和吸入一定浓度的七氟烷维持麻醉，七氟烷有辅助镇痛镇静的作用，可减少术中镇痛镇静药物的应用，一般时间超过1小时的手术多应用静脉—吸入复合全身麻醉。然而此时需要注意的是，尽量不要同时调整静脉药物和吸入麻醉药物的剂量或浓度，以免出现麻醉过深或过浅的情况而影响术中的麻醉效果。有研究显示全凭静脉麻醉、静脉—吸入复合麻醉对口腔鳞癌患者术中、术后细胞免疫和体液免疫功能均有抑制作用，但静脉—吸入复合麻醉对细胞免疫功能的抑制作用高于全凭静脉麻醉；静脉—吸入复合麻醉与全凭静脉麻醉在口腔颌面肿瘤根治术同期皮瓣修复术中的麻醉效果相当，静脉—吸入复合麻醉术后患者认知障碍恢复较慢，静脉—吸入复合麻醉中瑞芬太尼使用量较少，对血流动力学影响更小，术后麻醉相关不良反应少。另一项研究也提示静脉—吸入复合麻醉在口腔手术后的恢复阶段无论是术后苏醒时间还是术后不良反应发生率均较好，整体效果更优。因此，对于口腔颌面外科或耳鼻咽喉科较长时间的手术建议选择静脉—吸入复合全身麻醉。单纯吸入麻醉在成人全身麻醉手术中较为少见，常作为术中维持麻醉的一种方式，儿童的手术依从性较差，建立静脉通路时常会出现哭闹不配合的情况，需要术前进行镇静干预，或在无意识状态下建立静脉通路，七氟烷起效迅速，无刺激性气味，其器官保护作用在以往的研究中已经得到证实，可让儿童在短时间内迅速失去意识，成为麻醉医师实施快速镇静的一大利器，广泛应用在儿童手术中的麻醉诱导和维持。有学者建议将七氟烷吸入麻醉作为儿童口腔疾病治疗的首选麻醉方式，另有学者研究发现与七氟烷吸入麻醉相比，七氟烷、瑞芬太尼静脉—吸入复合麻醉和异丙酚、瑞芬太尼全凭静脉麻醉术中血流动力学更加平稳，苏醒期躁动发生率较低，更适用于儿童腺样体和（或）扁桃体切除术。然而在单独应用七氟醚麻醉后容易导致术后躁动，需联合右美托咪定、咪达唑仑、布托啡诺等静脉药物来预防术后躁动。故在口鼻联合手术中实施全身

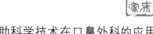

麻醉时，应权衡3种全身麻醉方式的利弊，并根据患者的身体状况和麻醉医师对3种全身麻醉方式的熟悉程度进行选择，建议优选静脉—吸入复合麻醉，次选全凭静脉麻醉，不推荐单纯应用吸入麻醉。

35.4　复合麻醉

复合麻醉顾名思义，即多种麻醉方式联合应用的一种技术，临床中，常见方式包括局部麻醉复合全身麻醉、局部麻醉复合神经阻滞、局部麻醉复合静脉麻醉、局部麻醉复合椎管内麻醉、神经阻滞复合静脉麻醉、神经阻滞复合全身麻醉、神经阻滞复合椎管内麻醉、椎管内麻醉复合全身麻醉等。复合麻醉的优势在于可以加强手术镇痛的强度、减少全身麻醉药物的用量、辅助术后镇痛、改善患者的舒适度、提升围手术期的麻醉质量。研究显示在口腔颌面部手术患儿中，全身麻醉复合区域神经阻滞可明显减轻术后疼痛并降低术后躁动的发生率；在小儿下颌骨骨折手术中，相较于单纯全身麻醉，区域神经阻滞复合全身麻醉患儿术中血流动力学更为平稳，可有效降低患儿疼痛程度及躁动发生率。国内学者在耳鼻咽喉手术麻醉中的研究表明，在老年慢性鼻窦炎患者鼻内镜手术中，与单纯局部麻醉相比，静脉—吸入复合全身麻醉术后疼痛评分较低，患者满意度更高；瑞芬太尼复合七氟醚控制性降压麻醉在鼻内镜手术中能有效稳定血流动力学，平稳控制血压，缩短手术及麻醉时间，减少术中出血量，具有较高的有效性和安全性；在成人低温等离子扁桃体消融术中，应用表面麻醉复合全身麻醉可减轻患者的疼痛，同时减少术后镇痛药物的用量，减少术后不良反应；在咽部敏感患者纤维喉镜下声带息肉摘除术中，应用表面麻醉联合静脉复合麻醉可明显减轻患者痛苦，提高术后苏醒质量，且不良反应少；在耳鼻咽喉短小手术中使用瑞芬太尼、异丙酚等复合型快通道麻醉技术，有助于缩短手术时间、减小创口面积、诱导患者快速麻醉及苏醒。通过以上的研究结果我们可以看出，在口腔和耳鼻咽喉联合手术的麻醉选择上，复合麻醉似乎可以提供更好的镇痛镇静效果，麻醉过程更为平稳，苏醒质量更好，患者更为舒适，然而，这个推断也需要后续大量相关的临床研究来支持，但总的来说，复合麻醉技术的灵活应用在临床上有着较为广阔的应用前景。

35.5 控制性降压技术

控制性降压指在全身麻醉下手术期间，在保证重要脏器氧供情况下，采用降压药物与技术等方法，人为将平均动脉血压降低至 50～65 mmHg，使手术术野出血量随血压降低而相应减少，不致有重要器官的缺血缺氧性损害。在颌面部、颅底肿瘤切除，上颌骨肿瘤切除，颌面部、颈部血管瘤切除，以及上、下颌骨正颌手术时，术中出血严重，有时还难以控制，因此应用控制性降压技术较为普遍，这样做的目的是尽一切可能减少血液丢失，不仅是为了珍惜血液资源，更重要的是保障患者的安全。颌面部及耳鼻咽喉的血供均较丰富，因此，在耳鼻咽喉鼻内镜手术及耳鼻咽喉肿瘤手术中也常应用控制性降压技术，控制性降压麻醉中，患者的目标血压是比基线平均动脉压（mean arterial pressure，MAP）降低 30%，收缩压值为 80～90 mmHg，MAP 降至 50～65 mmHg。异氟烷、七氟烷和地氟烷等挥发性麻醉剂具有强大的血管舒张作用，可以通过增加药物浓度来降低血压。瑞芬太尼也被广泛应用于控制性降压麻醉中。用于控制性降压的药物应该易于给药，起效时间短，其剂量可以精心控制，当其停止使用时，其效果迅速消失。用于控制性降压的药物有硝普钠、硝酸甘油、钙通道拮抗剂（如尼卡地平）、肾上腺素能受体拮抗剂（如普萘洛尔和艾司洛尔）、血管紧张素转换酶抑制剂和 α_2 肾上腺素能受体激动剂（如右美托咪定）。有研究显示右美托咪定和瑞芬太尼均可有效提供令人满意的控制性低血压和手术条件，在控制性降压时不能忽略其对正常生理功能的不良影响。在老年口腔颌面或耳鼻咽喉肿瘤患者中，更应注重考虑其全身情况和重要脏器的功能状况等因素，对于超高龄、全身情况不佳或伴有脑、心、肺、肝、肾等重要脏器功能严重损害的患者，应禁忌使用。另外，还需引起注意的是对伴有颅内压增高的患者实施降压须慎重，由于颅内压增高本身可引起脑血流量的下降，故一般宜先降低颅内压再实施降压。如果高血压患者使用控制性降压可能会导致血压急剧下降，因此患者应该非常谨慎地进行监测和管理。控制性降压时除了基本监测外，最好实施有创动脉测压。手术时间长者应监测中心静脉压，定期进行动脉血气分析，另外要注意心电图变化，P 波降低、ST 段升高或降低、T 波低平或双向或倒置改变与血压下降速度过快及低血压程度有关。降压期间须保持患者皮肤四肢干燥红润、外周循环无淤滞现象，毛细血管充盈较好。此外，在开始控制性降压前，应给予患者适当的容量替换补充。口腔颌面部大手术整个手术时间较长，故只需在进行截骨、肿瘤切除等出血多的步骤时，实行严格的控制性降压，而在血管吻合等显微操作时，可控制血压略低于基础水平，待血管吻合结束后立即复压，一方面有助于移植物的血液供应；另一方面也有助于外科医师判断和止血。尽量缩短降压时间。当平均动脉压降至 50 mmHg 时，每次降压时间不宜超过 30 分钟。手术时间长者，若以降低基础收缩压的 30% 为标准时，每次降压时间不宜超过 1.5 小时。手术主要步骤结束后，即应逐渐终止降压，待血压逐步回升至原来水平，停止降压后若血压不回升，应首先考虑低血容量，迅速予以补足，同时抬高下肢。目前临床上常采用的短效降压药，一般在停药后经调整体位、减浅麻醉深度和补充血容量，血压可迅速恢复至原先水平。手术结束并不意味着控制性降压作用已经完全消失，体位对血压的影响仍然很显著，搬动患者时应避免明显的体位改变，严密观察病情，持续给氧，及时补充血容量。患者清醒，应答正确，反应活跃，通气状况良好，皮肤黏膜色泽正常方可送回普通病房。随着现代手术技术的不断发展，手术医师对手术术野的要求越来越高，也有越来越多的患者要求不输血或少输血，这均会进一步促进控制性降压技术的发展。口腔颌面外科和耳鼻咽喉科联合手术的出现，也可能会对麻醉医师实施控制性降压提出更高的要求，比如降压的时间和幅度等，其可能会较标准的控制性降压有所区别，但是始终保障患者安全的前提是不能改变的。

35.6 气道管理

耳鼻咽喉、口腔颌面部手术操作多在头面部进行，气道管理显得十分重要。插管入路常根据手术需要选定。颅底、眼眶、鼻部、上颌骨、上颌窦手术宜采用经口插管。下颌骨、腮腺区、口腔内手术宜采用经鼻插管。由于经鼻插管较经口插管固定性好，故在口腔颌面外科和颅颌面整形外科手术中应用广泛。在行口腔

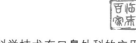
颌面外科手术的患者中气道困难较为常见。发生气道困难的因素大致包括气道解剖生理变异、局部或全身性疾患影响、创伤后致解剖结构畸形等。预计有气道困难的患者须考虑采用经鼻腔清醒插管。对于不合作或同时患有颅内高压、冠心病、哮喘的患者，则应权衡插管困难与清醒插管的风险，给予全面考虑。清醒插管法可被用于任何插管技术中，如直接喉镜、可视喉镜、盲探气管插管、纤维支气管镜引导插管等。清醒插管可在操作前给予适量的镇静、镇痛药物，如咪达唑仑、右美托咪定、芬太尼等，使患者处于嗜睡状态，保留呼吸并呼之能应，而完善表面麻醉常是清醒插管取得成功的关键。通常表面局部麻醉药采用1%的丁卡因或2%~4%的利多卡因，为有效减轻患者的插管反应，可完善舌根、会厌部、声门内的局部麻醉，并可用5 mL针管经环甲膜穿刺后喷洒适量利多卡因以增强患者气管内插管的耐受度，无气道困难者可以采取快速全身麻醉诱导下气管插管，顺利完成麻醉诱导、气管插管后可给予机械通气，以保证充分的气体交换。长时间、重大手术者还应定时做血气分析，以避免缺氧、二氧化碳蓄积和酸碱平衡失调。术中应严密观察有无导管扭曲、折叠、滑脱及接口脱落等异常情况，及时发现并处理。术后应严格掌握拔管指征，密切注意拔管后有无呼吸道梗阻、呕吐、误吸、通气不足等情况。对估计拔管后难以维持气道通畅者，则需预先行气管切开术或术后保留气管导管入重症监护室进一步治疗。

　　综上所述，对于实施口鼻联合手术的患者，麻醉医师应进行仔细全面的术前访视和评估，根据患者的基础疾病、气道情况、手术方式制定合理的麻醉方案，在保证患者生命安全的前提下，尽量选择复合麻醉的方式，以最大限度地减轻或消除患者的手术应激及疼痛反应，术中维持呼吸及循环系统的稳定，并根据手术的要求实施可控的技术，如控制性降压技术，术后根据手术的方式和范围给予合理的镇痛药物，以保障患者整个围手术期的安全、舒适、无痛。

（辛志军　王怀洲　王宁）

36　口鼻外科手术术后监护

口鼻外科手术通常是一项复杂的手术，因为涉及多学科层面，又有面部和喉部的重要结构。在进行这种手术时，患者通常需要全身麻醉来保证气道的通畅及手术过程的安全和有效性。

全身麻醉可以让患者在手术期间完全失去意识，可以确保患者在手术期间不会感到疼痛或不适，并且可以让医师更好地进行手术。此外，选择全身麻醉还可以让患者处于肌肉松弛的状态，对于一些较为复杂的手术，如颌骨手术或鼻部重建手术，全身麻醉可以提供更好的手术场景，使医师更好地进行操作，这对手术的成功非常重要。

术后监护也是非常重要的一环。由于口鼻外科手术涉及呼吸道（如喉部）等重要结构，因此术后可能会发生呼吸道问题，如呼吸道痉挛、喉头水肿、呼吸急促等，可以发生于麻醉和手术的每一个过程中。同时全身麻醉苏醒期患者可能会发生一些不良反应，如气道痉挛、呼吸困难、低血压、心律不齐等。因此，术后监护是确保患者能在手术后安全和快速恢复的必要过程。

36.1　术后监护的过程

（1）复苏室恢复。手术结束后，患者将被转移到复苏室进行监护。在这里，由专业的麻醉医师进行监护，监测患者的呼吸、心率、血压等生命体征，并确保患者的意识水平恢复正常。在这个阶段，患者可能会有喉部疼痛、口干舌燥、意识不清等不适症状，医护人员将给予必要的照顾和药物治疗。

1）口鼻联合外科手术的患者，术后监护对确保其安全和康复至关重要。在某些情况下（如正颌手术、咽喉部肿瘤、头颈颌面部恶性肿瘤等大手术）患者可能会带气管导管进入复苏室进行术后监护和恢复，以确保患者的气道通畅、提供适当的通气和氧合，避免重大手术拔管后发生窒息等严重并发症。

2）带管重症患者入复苏室的呼吸支持和通气管理。①根据患者的呼气末二氧化碳分压水平，调整呼吸机参数，以确保适当的通气和氧合。②定期检查呼吸机连接和管路，确保其正常功能，并防止漏气。③监测和处理并发症：持续监测患者的生命体征，包括心率、血压、呼吸频率和体温等。定期进行血气分析，以评估氧合和通气状态。注意观察可能的并发症，如呼吸道梗阻、导管脱位、肺部感染或出血等。及时处理并发症，如调整导管位置、清除分泌物、给予适当的药物治疗或采取其他相应措施。④给予足够的舒适性关怀，如调整体位、提供适当的枕头和床垫，以减轻不适感。⑤导管护理和感染控制：检查气管导管的通畅性和位置，确保导管无扭曲或脱位。定期检查导管固定装置，确保其紧固可靠。清洁导管与管路连接处，以防止感染或气道堵塞。根据需要更换导管固定装置。定期更换导管与呼吸机连接处的滤网或湿化器。⑥气道分泌物管理：定期抽吸气管导管周围的分泌物，保持气道通畅。使用无菌技术进行气道抽吸，以减少感染风险。在抽吸前先进行充分的手部卫生。注意监测分泌物的颜色、量和质地变化，及时发现异常情况。⑦口腔护理：定期清洁患者的口腔，包括舌头、牙齿和牙龈，以减少口腔细菌的滋生。使用无菌或消毒的口腔护理用具，定期进行口腔护理。

3）重症患者入复苏室的常见并发症。①喉痉挛。喉痉挛可能导致呼吸困难，处理方法：确保气道通畅，及时给予氧气；使用镇静药物，如咪达唑仑或丙泊酚，以减轻喉痉挛；在必要时，医师可能需要重新插管或进行其他气道管理措施（如气管切开等）。②呼吸抑制或呼吸暂停。全身麻醉和镇静药物可能会抑制呼吸中枢，导致呼吸抑制或呼吸暂停。麻醉医师应密切监测患者的呼吸状况，并根据需要提供辅助通气或呼吸支持，如使用呼吸机或给予氧气。在严重情况下，可能需要紧急进行气管插管并实施机械通气。③支气管痉挛。口鼻外科危重患者在复苏室可能会出现支气管痉挛，导致气管狭窄和呼吸困难，这可能是由麻醉药物、手术刺激或其他因素引起的。麻醉医师会评估患者的症状并采取适当的措施，如给予支气管舒张剂（如氨茶碱）或快速作用的支气管扩张剂（如沙丁胺醇）来缓解症状。④心律失常。全身麻醉和手术刺激可能导致口鼻外科危重患者在复苏室出现心律失常，这可能是由交感神经兴奋、电解质紊乱或其他因素引起的。麻醉医师会监测患者的心电图，并根据需要采取措施来纠正心律失常，如药物治疗、电复律或其他心血管支持措施。⑤血压波动。手术和麻醉药物可能引起口鼻外科危重患者在复苏室出现血压波

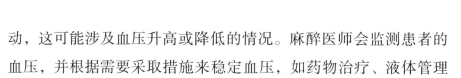

动，这可能涉及血压升高或降低的情况。麻醉医师会监测患者的血压，并根据需要采取措施来稳定血压，如药物治疗、液体管理或其他血压支持措施。

（2）病房监护。一旦患者在复苏室稳定下来，麻醉医师会将其转移到病房进行进一步监护。在病房，医护人员将继续监测患者的生命体征，并确保患者的疼痛得到适当的控制。在这个阶段，患者需要休息和恢复，医护人员会提供必要的护理和指导。

口鼻外科全身麻醉手术术后监护是非常重要的一环，其目的是确保手术患者在术后恢复期间得到安全有效的照顾。术后监护应始于手术结束后，直到患者恢复到特定的麻醉标准并能够自主维持生命体征为止。监护过程中应该密切关注患者的呼吸、心率、血压、意识状态、体温等生命体征，及时发现和处理任何可能的并发症，以确保患者在恢复期间安全无虞。

1）呼吸功能监测。全身麻醉后麻醉药物残留可能对患者的呼吸产生负面影响，因此需要监测患者的呼吸频率、氧饱和度等呼吸功能指标。呼吸功能监测是对呼吸系统进行检测和评估的重要手段，有助于及时发现并处理呼吸系统的问题，确保患者在恢复期间得到足够的氧气供应，同时避免二氧化碳潴留和呼吸窘迫等不良后果。呼吸功能监测的方法包括观察呼吸频率和深度、测量呼吸氧气和二氧化碳浓度、评估肺功能、检查氧合水平等。此外，还可以使用监测仪器进行呼吸频率、氧饱和度、心率等生命体征的监测。综合运用这些方法可以全面评估呼吸功能，及时发现并处理任何呼吸系统问题，确保患者在恢复期间的呼吸功能正常，从而降低术后并发症的风险，提高手术成功率。

2）意识水平监测。这是术后监护中不可或缺的一环，其有助于及时发现患者是否存在神经系统的问题或其他意识障碍，并能够在发现问题时及时采取措施。意识水平监测方法包括评估患者的清醒程度、响应程度、运动反应和瞳孔反应等指标。在进行意识水平监测时，麻醉医师应密切关注患者的表现，如是否清醒、能否进行对话、能否按要求做出相应的动作等。此外，还可以使用神经系统监测仪器对患者的神经功能进行评估。综合运用这些方法可以全面评估患者的意识水平，及时发现并处理任何问题，确保患者在恢复期间的神经系统功能正常，从而降低术后并发症的风险，提高手术成功率。

3）体温监测。是术后监护中一项常规内容。因全身麻醉药物可能影响患者的体温调节，因此需要监测患者的体温，并在需要时采取措施来维持正常的体温。体温监测方法包括口腔、腋下、直肠等不同部位的测量，以及体温监测仪器的使用。在进行体温监测时，应密切关注患者的体温变化，及时记录体温数值，并对任何异常进行及时处理。例如，如果发现患者的体温过高，可以采取降温措施，如使用降温药物或进行物理降温等；如果发现患者的体温过低，可以采取加温措施，如使用加温毯或增加室温等。综合运用这些方法可以全面评估患者的体温变化，及时发现并处理任何问题，确保患者在恢复期间的体温正常，从而降低术后并发症的风险，提高手术成功率。

4）疼痛管理。手术后的疼痛是常见的问题，因此需要为患者提供全面的止痛方案以减轻疼痛。疼痛管理不仅是术后监护的一个重要环节，而且可以帮助患者控制疼痛感，减轻不适，促进康复。疼痛管理方法包括药物治疗、物理治疗、心理治疗等多种方法。在进行疼痛管理时，应根据患者的疼痛程度、个人差异等因素，选择合适的治疗方案。对于需要手术治疗的患者，麻醉医师应根据手术创伤程度在术前制定疼痛管理方案，以便术后进行及时的疼痛控制；对于轻度疼痛，可以采用非处方药物进行缓解；对于中度到重度疼痛，可以采用处方药物或镇痛泵持续镇痛进行治疗；此外，物理治疗如温热疗法、冷敷等也可以帮助缓解疼痛感。心理治疗则可以帮助患者减轻情绪压力和焦虑感。综合运用这些方法可以全面评估患者的疼痛情况，制定合适的治疗方案，有效缓解患者的疼痛感，提高患者的舒适度和生活质量，促进康复。

　　5）液体管理。全身麻醉术后液体管理是术后监护中的重要内容之一。全身麻醉药物可能导致患者的血压偏低，术前术后禁饮食亦可导致患者液体量不足等问题，术后的液体管理可以帮助患者维持体内水平衡，防止术后出现脱水等不良情况。在进行液体管理时，应根据患者的术后状态和个体差异，制定个性化的液体管理方案。常用的液体管理方法包括口服补液、静脉输液等。在进行液体管理时，应密切监测患者的尿量、血压、心率等生理指标，及时调整液体输注量和输注速度，确保患者体内液体平衡。此外，还应密切关注患者的电解质水平，及时纠正任何异常。对于需要长时间术后监护的患者，还应定期进行液体平衡评估和调整，以确保患者在术后的恢复期间保持正常的液体状态。综合运用这些方法可以全面评估患者的液体状况，及时发现并处理任何问题，确保患者在术后恢复期间体内水平衡，促进康复。

6）出血和血压监测。某些口鼻外科手术可能涉及面部和鼻腔等重要血管和组织，因此需要监测患者的出血和血压情况。在口鼻外科全身麻醉术后监护中，出血和血压监测是非常重要的环节，能够及时发现并处理任何可能导致出血和血压异常的情况。在术后的监护过程中，应密切关注患者的血压和心率等生理指标，及时发现和纠正血压异常，避免因血压波动而导致的术后出血等问题。特别是对于高危患者，如有高血压、冠心病等病史的患者，应更加密切地关注血压变化。在出现血压异常时，应根据患者的具体情况采取合适的处理措施，如调整液体管理方案、适当的药物干预等。同时，在全身麻醉术后监护中，应密切观察患者的出血情况，避免因手术或操作过程中出现出血而导致术后并发症。对于出血风险高的患者，应在手术前制定个性化的出血风险评估和预防方案。在术后监护过程中，应注意观察患者的伤口渗血情况和术后引流液量，及时处理任何异常情况。对于需要输血的患者，应在术后严格监测患者的输血情况，确保输血安全。综合运用这些方法可以全面评估患者的出血和血压状况，及时发现和处理任何异常情况，确保患者术后安全和顺利恢复。

7）检查手术部位和感觉。手术医师会检查手术伤口的愈合情况，确保没有任何感染迹象，如红肿、分泌物和疼痛。同时也会检查手术伤口的大小和形状，以确保其在愈合过程中正常。口鼻外科术后可能会出现伤口肿胀，手术医师会检查肿胀的程度和持续时间，并确保其在逐渐减轻。口鼻外科手术可能会影响患者的味觉、嗅觉和感觉神经，手术医师会检查这些感觉是否恢复正常。

36.2　笔者观点

口鼻外科的术后监护需要密切关注全身麻醉的影响，包括呼吸、意识、体温、液体管理、疼痛、出血、血压等方面，并在必要时采取相应的措施。同时还需要定期检查手术部位，以确保患者的康复顺利进行。口鼻外科全身麻醉手术是一种常见的手术，对于需要进行口鼻部位手术的患者而言，该手术可以帮助他们有效地缓解疾病症状和提高生活质量。在术后监护期间，专业的护理和医疗支持是非常重要的，其可有效地减轻患者的痛苦和不适，帮助患者尽早康复。在口鼻外科全身麻醉术后监护中，通过密切关注患者的生命体征和病情，提供必要的医疗支持和护理，确保患者在术后得到最优质的护理和医疗服务。在监护期间，应该始终坚持以患者为中心，为每一位患者提供个性化的医疗方案。在定期检查患者的呼吸、心率、血压等生命体征的同时，还提供适当的疼痛管理和药物治疗，以确保患者的疼痛得到缓解。除了生理方面的医疗支持，在术后的监护中，还应注重患者的心理健康。医护应该尽力给予患者足够的关心和关注，帮助患者减轻焦虑和恐惧感，增强患者的信心和勇气。

（王宁　王怀洲　辛志军）

37　口鼻外科手术围手术期护理模式的变化

近年来，随着微创理念的不断发展，鼻内镜手术日趋成熟和完善，传统手术的护理方式也需要随着技术的改革创新而不断更新，护理过程中围绕患者实际病情和需求制定护理方案，有效提升护理质量，满足患者需求。

上颌骨的诸多病变累及鼻腔鼻窦，特别是上颌窦，因为影响到鼻腔鼻窦的功能，再加上原来经口手术的一些弊病，就要探索一些影响生活质量少、减少手术次数、降低手术费用的技术方法。而鼻内镜手术创伤小、并发症少、痊愈率高，所以对累及鼻腔鼻窦的病变就可以通过鼻腔和上颌窦来进行。但是部分患者对鼻内镜手术不了解，加上疾病传统认知的影响，不利于手术治疗的顺利开展。大量的临床实践表明，提高人民大众对该手术的认识，以及在围手术期采取有效的护理措施，可以提高手术治疗效果，促进患者早日康复。

37.1 术前护理

（1）心理护理。术前心理护理的主要目的是消除患者的不良情绪，鼓励患者树立战胜疾病的信心。一方面患者受到疾病的困扰，身心健康受到严重影响，容易产生焦虑及烦躁等不良情绪；另一方面患者对鼻内镜手术治疗不了解，在术前存在较为严重的恐惧心理，过度担忧手术治疗效果。在这种情况下，护理人员应该主动与患者进行交流，采用通俗易懂的语言，向患者介绍疾病相关知识，让患者认识到鼻内镜手术治疗的必要性。同时护理人员应该向患者讲解鼻内镜手术治疗的具体过程及患者自身的注意事项，让患者加深对鼻内镜手术的认知，消除患者术前的担忧和顾虑，提高患者的治疗依从性。此外，护理人员还可以向患者介绍通过鼻内镜手术治疗最终完全康复的典型案例，鼓舞患者接受手术治疗的信心。

（2）术前准备。①护理人员应该协助患者及其家属开展好血常规、尿常规、心电图、鼻窦 CT 及内镜等各项常规检查。对于合并高血压患者，术前应该采取有效的血压控制措施，防止术中及术后发生出血；对于合并糖尿病患者，术前对患者血糖采取有效的控制措施，将血糖稳定在合理的范围内。②护理人员帮助患者做好术前各项准备，术前 1 天护理人员帮助患者剪除鼻毛并对鼻腔进行清洁，对于男性患者还需要剃除胡须。术前 6~8 小时患者禁食禁饮，术前 0.5 小时静脉滴注抗生素。

37.2　术后护理

（1）术后常规护理。术后常规护理主要包括体位护理、病情监测及疼痛护理等方面。在体位护理方面，术后应该在复苏室对患者进行观察，直到患者完全清醒，然后将患者转移到病房。术后 2 小时内让患者取平卧位，术后 2 小时后让患者取半卧位，一方面有助于患者呼吸及引流通畅；另一方面有助于缓解患者鼻部肿胀及促进淤血消散。在病情监测方面，术后护理人员应该定期对患者的呼吸、体温、脉搏及血压等参数进行观察，特别是关注患者血压的变化情况，通常来说高血压容易导致患者手术切口渗血及出血。对于合并高血压的患者来说，要采取有效的降压措施，使患者血压处于合理的区间范围内。对患者鼻部渗出液体的颜色及形状进行观察，如果存在不良情况应该及时进行处理。在疼痛护理方面，患者在术后将会感受到明显的鼻部、额部及头部肿胀钝痛，部分患者还会感受到明显的口咽部疼痛。护理人员应该对患者的疼痛程度进行科学评估，在患者耐受情况下尽量采取有效的心理镇痛及物理镇痛措施，包括播放舒缓的音乐，与患者进行沟通，转移患者注意力等。如果患者疼痛不耐受，可以采取药物镇痛措施。在药物镇痛过程中护理人员需要对患者生命体征进行监测，避免发生不良反应。

（2）并发症护理。患者在术后可能发生多种并发症，给患者带来额外的痛苦，同时延缓患者的康复进程。因此术后应该采取有效的并发症护理措施，降低并发症发生率和并发症所带来的不良影响。在出血并发症方面，患者术后受到鼻腔内填塞物的影响在鼻腔黏膜分泌物中可能夹杂少量血液，这是正常现象，不需要进行处理。如果发现患者鼻腔分泌物颜色发生变化，并且有频繁的吞咽动作，伴有头晕、口渴及胸闷等临床症状，则应该警惕患者可能发生术后出血，应该及时进行检查和处理。为了降低术后鼻腔内填塞物对鼻腔的不良刺激，护理人员应该指导患者避免抠鼻、擤鼻、打喷嚏等，同时还需要预防花粉刺激，在必要情况下可以给予患者抗过敏药物进行处理。在脑脊液鼻漏并发症方面，护理人员应该对患者鼻腔内分泌物的性状进行密切观察，如果发现有清亮液体流出，应该马上收集样本送检，并通知医师及时进行处理。

我们在术前向患者充分讲明术前、术中、术后鼻内镜手术的特点、注意事项，目前鼻内镜技术在临床中广泛应用，具有手术创伤小、出血少、术后恢复快及不影响进食的优点，但也有必须注意的方面。我们通过多学科联合诊疗的模式，不仅可以为患者制定最佳的治疗方案，还可缩短治疗时间，真正实现舒适、微创、高效的诊疗。

37.3　笔者观点

（1）传统手术和经鼻手术的利弊。传统手术基本是从唇龈沟和腭部切口入路，创伤大，会导致患者出现术后刀口渗血、疼痛、麻木、面部肿胀、口腔卫生清洁不到位、术后饮食困难等并发症。经鼻鼻内镜手术在手术方式方面发生了改变，在围手术期可采取有效的护理措施。对于进行经鼻鼻内镜手术的患者我们转变护理思路和模式，术后重点关注鼻腔填塞后的不适、鼻腔出血、鼻腔填塞物有无脱落、鼻腔有无脑脊液漏等情况，加强这一方面的护理。

（2）联合手术的问题。对于口鼻联合手术的患者，我们不仅要关注口腔的情况，还要关注鼻腔的情况。在护理过程中，本着以患者为中心的原则，对于不同的手术方式根据患者的实际病情和需求制定护理方案，满足患者的需求，提高护理质量及满意度。

（3）心理护理的实施。鼻内镜术后也有相关问题需要注意，因为鼻内镜术后常需填塞鼻腔以压迫止血，鼻腔填塞不仅影响患者呼吸，同时还带来鼻部的疼痛、口干、进食问题、睡眠障碍等不适，导致患者情绪紧张、焦虑。据报道鼻腔填塞物一般在 2～3 天取出，患者鼻腔填塞物抽除前焦虑的发生率为 68%，填塞时间 >24 小时患者疼痛、出血和酸胀感的发生率分别为 76.7%、50%、56.7%。在抽除填塞物前对患者进行评估，为患者提供有效的止痛、止血措施，讲解抽除相关健康教育，以让患者知晓可能的不适反应和应对措施，做好心理准备、物品准备等。医护人员抽除后的晕厥处置和病情再评估方面均有待施行和提高。

（刘英娜　曲雪梅　贾丽丽　姜静）

38 口鼻外科手术手术室护理模式的变化

随着口鼻外科手术相关模式的改变和口腔鼻内镜技术的开展，临床医师根据术前影像学所显示的上颌骨囊肿等病变与上颌窦及鼻腔的位置关系，采取不同的入路（如经鼻、经口腔入路手术），手术室需要提前准备好相关设备（鼻内镜显示系统、动力系统、相关所需器械、多种电刀、超声刀等设备），根据手术的步骤逐步传递需要的黏膜切开、分离、凿开或磨开等手术器械；经鼻腔入路手术，手术室除了需要提前准备好美敦力动力系统等设备外，还需要根据手术需要准备合适型号的刨削刀头，彭氏电刀，以及碘仿纱条、膨胀海绵、黏膜麻醉剂、麻黄碱、肾上腺素等药物。

经鼻经口手术或口鼻联合手术视野清晰、操作彻底无死角、减少患者住院次数、减轻患者经济负担、避免二次手术等优点被越来越多的患者所接受，但是经口经鼻手术或口鼻联合手术也有一定的问题要注意，要和患者交代清楚：①手术时间相对较长；②口鼻连接部位结构相对密切，手术技术要求较高；③经鼻手术需要填塞压迫止血，术后有 2～3 天的鼻塞。手术模式的改变需要耳鼻咽喉科和口腔科医师联合向患者交代病情，说明经口经鼻手术的优缺点，让患者了解手术情况。这些问题也对手术室的术中护理配合提出了更高的要求。经鼻经口手术或口鼻联合手术时，手术室除了做好常规的专科手术配合外，还需要从以下 3 个方面重点进行关注。

（1）术前访视阶段关注点。经鼻经口手术或口鼻联合手术与以往单纯的经口或经鼻手术有所不同，既要做好口腔清洁和微生物控制又要做好鼻腔清洁和微生物控制，以免将口、鼻腔的病原微生物带入下呼吸道，增加手术感染的风险，术前访视时除了常规全身皮肤的准备就是重点关注口、鼻腔的准备情况。另外这类患者往往也对气管插管的位置和时间产生焦虑，术前手术室会提前告知患者由健侧鼻腔或健侧口角来放置气管插管及清醒时需要患者配合的问题，以消除患者的顾虑。同时术前访视阶段需要确定口鼻联合手术的手术次序，以便更高效地配合手术。

（2）术中配合阶段关注点。根据联合手术的手术次序，手术室也会依次准备好手术。

1）洗手护士的关注点。洗手护士会根据手术及手术医师的需求按照术前了解的手术次序，准备好两个专科手术用的手术敷料、手术器械、手术耗材等物品，必要时提前确认特殊手术用物。提前洗手，做好器械台的整理，分专科做好各类物品定位放置。同时做好所有上台用物的清点，由于联合手术涉及两个专科，无论从手术器械还是手术耗材等的数量还是质量方面都较以往单一专科手术多，所以洗手护士需要对手术的用物特别熟悉，对手术的配合度也需要游刃有余。

众所周知，鼻腔手术几乎是离不开鼻内镜系统及相关手术器械，而鼻内镜及相关手术器械以其精度高、造价贵而出名。基于手术入路及创口的限制，手术器械的相互接触在所难免，术中随时关注手术器械的完整性就尤为重要。

2）巡回护士的关注点。巡回护士根据术前访视结果准备好适宜的手术仪器设备，如鼻内镜系统、动力系统、刻录系统、电外科设备等，并且还需要将这繁多的仪器设备做好在手术间的合理规划和布局。手术专科不同对手术体位的要求也是有所不同的，巡回护士需要协助专科医师摆放手术体位，术中手术专科发生变化，手术体位也做相应的变换。

巡回护士在口鼻联合手术中除了扮演常规的巡回护士角色之外，还有一个重要的身份就是手术的联络者和协调者，联合手术时接台手术医师往往都是在手术室外等候，巡回护士根据手术进度，提前与接台的手术科室电话联系，此时巡回护士的手术专业能力也就得到了挑战，除了随时掌握专科手术的进度外还要适时地进行无缝衔接手术，接台手术医师等候时间长，除了造成时间的浪费之外还有可能造成医师满意度的降低；接台手术医师未按时上台，对整个联合手术来说都是一种不安全因素，所以巡回护士整体把握手术并且沟通协调的能力在联合手术中就显得尤为重要。

（3）术后交接阶段关注点。经鼻手术术中会采取压迫止血，术后会有一定的渗出，交接患者时指导患者去枕头偏一侧，以利于鼻部口腔内分泌物流出或者鼓励患者自主吐出。术后鼻腔有填塞，注意交接填塞物品的数量和填塞位置，另外患者会有明显不适，如鼻塞、头痛、流泪等症状，注意询问患者感受，必要时通知医师给予镇痛药等，缓解患者不适的症状。

总之，经鼻经口手术或口鼻联合手术，或口腔鼻内镜手术，都要求手术室所有护理人员的思路转变和理论知识水平提高，除了要跟上医疗转变的步伐以外，还要提升理论知识水平。

（王天凤　王花静　王翠霞　王连连　李建萍　孙爱杰）

39 口腔内镜的临床应用与展望

口腔内镜配置了有照明光源的微型摄像系统，可以伸入口腔内、牙髓内、大的腺体内进行检查，也可以配合口腔颌面部手术进行深部、微创的手术分离等操作。口腔检查和手术使用的内镜系统分为硬镜与软镜，硬镜又分为口腔内检查使用的简易口腔内镜与手术使用的精细复杂的多角度不同直径的内镜；软镜主要是用于腮腺、颌下腺、舌下腺等涎腺内的检查治疗。

口腔内镜系统的支持软件，可以将患者口腔牙齿的摄像资料，存储于电脑的病历系统之中，也可以显示在屏幕之上，利于检查和手术的进行。

口腔内镜是集光、电、器械、摄像、显示、存储等技术于一体的高科技检查治疗产品，在检查和手术时，将摄像的图像经过一系列的处理后在显示屏上显示放大，以利于临床诊断和手术的进行，目前，数字化口腔内镜的问世，使得口腔内镜又进一步拓展，可以形象、快捷、准确、精细地显示病变的情况，有利于和患者的沟通解释及手术的准确进行。

39.1 口腔内镜在门诊检查中的应用

口腔内镜检查主要是检查口腔内细微的、深在的病变，包括检查牙结石、龋齿、牙齿不齐、口腔溃疡和智齿炎症，以及各种口腔黏膜疾病的细微观察等。医师与患者都可以通过图像直接看到。医师可以根据更精细的图像来准确诊断疾病，患者在直观看到图像后，结合医师针对图像的讲解更能了解治疗手术的过程，也可以作为术后复查和术前检查的对比，有利于临床沟通、交流和治疗。目前门诊检查所用的口腔内镜都是相对简易的内镜，主要用于门诊口腔内的检查，简单实用。

39.2 口腔内镜在口腔颌面部手术中的应用

口腔内镜主要适用于口腔各种囊肿病变的手术治疗，在内镜的显示下可以精细、准确地刮除囊肿的内壁上皮，清除术腔的肉芽、死骨、异物等病变，特别是含牙囊肿、边缘角度不整齐的囊肿更为适宜。针对拔牙创面的处理、术腔内感染腔隙的处理、后部牙齿的拔除、局部骨髓炎的清创等都适合口腔内镜的使用。种植科适用于上颌窦外提升植骨手术、牙嵴顶植骨手术等。目前尚没有专门用于口腔手术的专用内镜手术系统，现在各个医院都采用耳鼻咽喉科的鼻内镜系统。

39.3 口腔内镜在腺体疾病中的应用

口腔内镜在涎腺疾病中主要用于检查治疗，很少数用于手术治疗，其名称也有专用名词，即腮腺内镜或涎腺内镜，是唯一应用的专用的软镜系统，可以用于腮腺病变、导管病变、导管结石的诊断治疗，以及化脓性腮腺炎的冲洗治疗等，尽管叫腮腺内镜，但也可以用于颌下腺、舌下腺等疾病的诊断治疗，用于涎腺导管结石的手术取出等。

39.4 口腔内镜在正颌手术中的应用

口腔内镜在正颌手术中主要用于对鼻腔上颌窦截骨时观察骨创面的出血情况，引导手术器械准确到位的操作并观察复位后的对合是否准确；观察术后骨创面的愈合情况，是否堵塞鼻腔鼻窦，是否影响呼吸和上颌窦的引流等，详见前文。

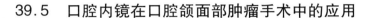

39.5 口腔内镜在口腔颌面部肿瘤手术中的应用

口腔内镜在口腔颌面部肿瘤手术中的应用，主要包括涎腺肿瘤，软组织深部的肿瘤，咽旁间隙肿瘤等。下面以腮腺肿瘤为例来具体描述手术的把控问题。

（1）内镜辅助下切除腮腺肿瘤与传统术式的适应证选择。内镜下行腮腺肿瘤切除术的指征是位于耳郭小叶前或下部分的腮腺浅叶的肿瘤，最大直径控制在 3 cm 以内。有学者认为内镜下腮腺肿瘤切除术适用于大部分腮腺浅叶良性肿瘤的切除。

多数学者对腮腺较大的肿瘤、位置较深的肿瘤、怀疑为腮腺恶性的肿瘤患者仍然建议采用传统手术方式。

内镜下切除腮腺肿瘤手术时，术者必须同时具备丰富的传统腮腺手术经验和熟练的内镜下手术技能。由于这种手术方式只适用于一部分腮腺肿瘤患者，手术的安全性和可行性很大程度上取决于手术适应证的选择。手术方式都有其优缺点，因此应该根据患者的实际情况和临床医师的内镜操作技术水平来选择相应的手术方式。

（2）内镜辅助下切除腮腺区肿瘤不同切口方式的选择。

1）经耳后入路。Chen 等采用从耳垂沟的后缘向上延伸 2 ~ 2.5 cm，呈弧形延伸至乳突 2 ~ 3 cm 的切口。该切口面部及颈部无瘢痕形成，切口总长度为 4.0 ~ 5.5 cm，美容效果较好。Sun 等选择 30 例腮腺良性肿瘤患者行内镜辅助下腮腺部分浅表切除，手术过程中做了 2 个 2 ~ 2.5 cm 长的皮肤小切口。切口一位于下颌角下缘或颈部皮肤皱褶下一个水平指宽的距离，切口二与切口一平行，在耳郭小叶的下缘。这种方法可以从侧面看到下颌角处的切口，但患者对美容结果都表示满意。2016 年李群星等采用颅耳沟切口对 27 例患者完成腮腺肿瘤切除术，切口长度比肿瘤最大直径长 0.5～1 cm，切口自耳垂下沿耳后延长，最长至乳突下方，术后可见耳后切口瘢痕。

2）经咽旁入路。2018 年吕海丽等采取一种新的外科手术入路，即对 6 例患者通过内镜经口入路切除腮腺深叶多形性腺瘤。这种经口入路的方法不仅以最短的距离直接到达咽旁，更避免了面部切开的瘢痕。

总而言之，在内镜辅助下切除腮腺区肿瘤，不同学者所采用的手术切口略有不同，其切口设计越来越趋向于耳后及发际线内，甚至向口内切口发展，因其位置越来越隐蔽，患者满意度逐渐增高。

（3）手术操作空间的维持及止血。内镜手术适用于有自然腔的术区，由于腮腺区域没有自然腔，需要首先创建一个足够的工作腔来完成内镜手术。一些学者通过使用自行设计的特制牵开器提升皮瓣来建立稳定的手术空间。除此之外也有利用外悬吊牵引和扩撑建立操作空间的方法，这种方法无须用 CO_2 建立气腔，在腔镜放大作用下组织分辨率高，更加安全。内镜下腮腺肿瘤切除术中应避免出血，充分止血以保证术野清晰，过去主要是靠电凝、线束结扎来止血。随着科技进步，超声刀止血效果显著，得到越来越广泛的应用。另外还有谐波手术刀（harmonic scalpel）止血，其通过超声振动切割和凝固刀片，使蛋白质变性，形成一个封闭血管的凝血系统。

（4）内镜辅助下切除腮腺肿瘤的可行性、安全性和有效性。

内镜视频技术监控为外科手术提供良好的放大的照明，面神经分支在内的组织都被清晰地识别和被有效地解剖。虽然这种手术方式优点较多，但对于大型及怀疑为恶性的肿瘤、急性炎症期涎腺炎、有放疗史、先前存在的面部轻瘫或复发性肿瘤患者，则采用此方法较为困难。

国内外文献报道，内镜辅助下切除腮腺肿瘤与开放性手术具有相同的根治效果，同时该术式并发症的发生率较低，并且具有美容微创优势。选择性应用内镜技术于腮腺肿瘤切除的可行性、安全性和有效性得到了认可。

39.6　未来的展望

总之，口腔内镜的使用正在如火如荼地开展，将来口腔颌面部疾病的诊疗更加精细化、数字化、功能化，未来的发展有赖于口腔内镜的开展。目前内镜辅助下行腮腺手术只应用于部分患者，也由于内镜器械的刚性和直线性，内镜切除术在手术视野和人体功效学方面显示出局限性，然而机器人辅助手术克服了内镜器械的这些局限性，达芬奇机器人手术系统可以为外科医师提供三维视图和具有多个视角且放大的手术区域，使手术更精细、更准确、更微创。

在未来，机器人联合内镜辅助下的各种手术，将会达到更加微创的效果，可根据患者疾病性质、病灶大小、病灶位置、手术的安全性及患者对最小瘢痕美容的要求，为患者提供最合适的手术治疗。

（孙超）

参考文献

1. 苏珊·斯坦德林. 格氏解剖学(临床实践的解剖学基础). 41 版. 丁自海，刘树伟，主译. 济南：山东科学技术出版社，2017.

2. 田勇泉. 耳鼻咽喉头颈外科学. 8 版. 北京：人民卫生出版社，2013.

3. 何三纲. 口腔解剖生理学. 8 版. 北京：人民卫生出版社，2020.

4. 陈德平，刘倩，皮雪敏，等. 上颌窦血供及黏骨膜的应用解剖和 CBCT 评估. 中国口腔种植学杂志，2022，27(4)：259 – 263.

5. SOLAR P, GEYERHOFER U, TRAXLER H, et al. Blood supply to the maxillary sinus relevant to sinus floor elevation procedures. Clin Oral Implants Res, 1999, 10(1)：34 – 44.

6. STRONG C. The innervation and vascular supply of the antrum：(section of laryngology). Proc R Soc Med, 1934, 27(6)：745 – 751.

7. OSANO G, TASCHIERI S, GAUDY J F, et al. Maxillary sinus vascular anatomy and its relation to sinus lift surgery. Clin Oral Implants Res, 2011, 22(7)：711 – 715.

8. KIM J H, RYU J S, KIM K D, et al. A radiographic study of the posterior superior alveolar artery. Implant Dent, 2011, 20(4)：306 – 310.

9. BOYNE P J, JAMES R A. Grafting of the maxillary sinus floor with autogenous marrow and bone. J Oral Surg, 1980, 38(8)：613 – 616.

10. BOSMIA A N, TUBBS R S. Conrad Victor Schneider(1610/1614 – 1680)：physician and anatomist who described the sinonasal mucosa(article). ResarchGate, 2013.

11. NEIL S, NORTON. Netter's head and neck anatomy of dentistry. 3rd Edition. Philadelphia：Elsevier, 2017.

12. 杨阳，张歆缘，满毅，等. 施耐德膜增厚对上颌窦底提升术影响的研究进展. 口腔颌面外科杂志，2021，31(2)：114 – 119.

13. 于继泽，刘艺萍，吕慧欣，等. 施耐德膜成骨潜能及其影响因素的研究进展. 中华口腔医学杂志，2019，54(3)：209 – 213.

14. 许成利，许庚. 上颌窦纤毛输送系统形态与功能的研究进展. 临床耳鼻咽喉头颈外科杂志，2009，23(11)：526 – 528.

15. 张罗，韩德民，王琪. 鼻腔黏液纤毛传输系统功能的评估. 中国耳鼻咽喉头颈外科，2006，13(7)：507 – 510.

16. 张罗，韩德民. 呼吸道纤毛运动调控机制的研究现状. 中华耳鼻咽喉科杂志，2004，39(3)：188 – 192.

17. 许成利，左可军，许庚. 上颌窦自然开口开放方式对上颌窦纤毛传输途径的影响. 中华耳鼻咽喉头颈外科杂志，2008，43(4)：259-262.

18. 孔维佳，周梁. 耳鼻咽喉头颈外科学. 3版. 北京：人民卫生出版社，2016.

19. 韩德民. 鼻内镜外科学. 2版. 北京：人民卫生出版社，2005.

20. 范倩倩. 上颌窦黏膜具有成骨潜能的研究进展. 口腔医学研究，2014，30(5)：475-477.

21. 张庆泉. 鼻口腔相关外科学张庆泉2021观点. 北京：科学技术文献出版社，2021.

22. 周文娟，柳忠豪. 经牙槽嵴入路上颌窦底提升植骨相关并发症及临床防范. 中国医学文摘耳鼻咽喉科学，2020，35(3)：162-170.

23. 张庆泉，柳忠豪，王春雨，等. 鼻口腔相关疾病的治疗现状. 中国医学文摘耳鼻咽喉科学，2020，35(3)：152-153.

24. 屠规益. 口腔颌面外科与耳鼻咽喉头颈外科. 中华耳鼻咽喉科杂志，1997，32(2)：91.

25. 卜国铉. 鼻眼相关外科学. 北京：人民卫生出版社，1995.

26. 张庆泉，宋杰，毛成艳，等. 鼻相关外科学. 长春：吉林科学技术出版社，2005.

27. 张庆泉，郭泉，张洪昌，等. 腭正中囊肿三例. 中华耳鼻咽喉头颈外科杂志，1992，27(2)：88.

28. 王珮华，葛瑜庭. 鼻—口腔相关疾病的多学科诊疗. 中国中西医结合耳鼻咽喉科杂志，2022，30(5)：326-330.

29. 王春雨，王永福，张芬，等. 鼻口腔相关外科学理念的建立与临床应用. 中国医学文摘耳鼻咽喉科学，2018，33(4)：303-305，327.

30. 徐永向，张庆泉，王永福，等. 腭正中囊肿经鼻经口两种手术方式的对比观察. 中国医学文摘耳鼻咽喉科学，2020，33(4)：171-172.

31. 张立强，李学忠，蔡晓岚，等. 鼻内镜下鼻口相关囊肿开放术. 中国医学文摘耳鼻咽喉科学，2020，35(3)：154-156.

32. 王磊，袁英，于学民，等. 鼻内镜手术治疗上颌骨囊肿的临床分析. 山东大学耳鼻喉眼学报，2020，34(6)：31-35.

33. FORASTIERE A A. Randomized trials of induction chemotherapy. A critical review. Hematol Oncol Clin North Am, 1991, 5(4): 725-736.

34. 王艳华，张庆泉，许玲，等. 鼻内镜下鼻腭囊肿鼻底开窗术一例(附视频). 中国临床案例成果数据库，2021，3(1)：E020.

35. 王艳华, 张庆泉, 许玲. 鼻内镜下左侧鼻底开窗治疗鼻腭囊肿加囊内异位牙 1 例 (附视频). 中国临床案例成果数据库, 2022, 4(1): E06806.

36. 张庆泉, 王艳华. 鼻内镜下腭正中囊肿鼻底开窗术一例(附视频). 中国临床案例成果数据库, 2021, 3(1): E131.

37. 王艳华, 许玲, 于晓红, 等. 鼻内镜下左鼻底共同开窗术治疗上颌骨双囊肿一例 (附视频). 中国临床案例成果数据库, 2021, 3(1): E127.

38. 廖红明, 何本超, 郑志刚. 鼻内开窗术治疗巨大上颌骨囊肿的临床观察. 中国耳鼻咽喉颅底外科杂志, 2020, 26(2): 188 - 190.

39. 徐芳, 郑刚. 大型颌骨囊肿开窗减压术联合囊肿塞治疗的临床应用. 口腔颌面外科杂志, 2017, 27(3): 195 - 198.

40. ANAVI Y, GAL G, MIRON H, et al. Decompression of odontogenic cysticlesions: clinical long-term study of 73 cases. Oral Surg Oral Med Oral Pathol Oral Radiol Endod, 2011, 112(2): 164 - 169.

41. 齐国荣, 韩秋宏, 季亚君, 等. 鼻内镜下低温等离子开窗术治疗上颌骨囊肿临床分析. 河北医药, 2019, 41(6): 855 - 858.

42. SUBRAMANIAM S, NASTRI A, KING J, et al. Endoscopic resection of the pterygoid plates following incomplete transoral resection of an odontogenic myxoma. Br J Oral Maxillofac Surg, 2017, 55(4): 19 - 20.

43. 马超. 大型颌骨囊肿开窗减压术联合囊肿塞治疗的临床应用. 全科口腔医学杂志, 2019, 6(2): 149, 152.

44. 章茜, 杨旭东. 颌骨囊性病变开窗减压术疗效评价方法的研究进展. 国际口腔医学杂志, 2017, 44(4): 493 - 496.

45. WHYTE A, BOEDDINGHAUS R. The maxillary sinus: physiology, development and imaging anatomy. Dentomaxillofac Radiol, 2019, 48(8): 20190205.

46. 齐国荣, 刘乐, 韩秋宏, 等. 鼻内镜开窗术与传统手术治疗上颌骨囊肿的临床观察及对上唇麻木率、炎症因子水平的影响. 武警后勤学院学报(医学版), 2019, 28(5): 26 - 29.

47. SAFADI A, KLEINMAN S, GIGI D, et al. Surgical management of odontogenic cysts involving the maxillary sinus-a retrospective study. J Craniomaxillofac Surg, 2020, 48(8): 800 - 807.

48. 许玲, 孙超, 于晓红, 等. 鼻内镜下上颌骨中后部囊肿经鼻口联合入路切除根尖囊肿一例. 中国临床案例成果数据库, 2021, 3(1): E227.

49. 许玲，张庆泉，王艳华，等. 鼻内镜下联合入路累及上颌窦的上颌骨含牙囊肿切除术一例(附手术视频). 中国临床案例成果数据库，2021，3(1)：E057.

50. 冯昕，徐丽娜，陈文荟，等. 改良泪前隐窝入路上颌骨囊肿开放术. 中华耳鼻咽喉头颈外科杂志，2021，56(8)：863 – 866.

51. 李永湘，张武宁，毛海燕，等. 鼻内镜下累及上颌窦或鼻底的上颌骨囊肿开窗切除术. 中国医学文摘耳鼻咽喉科学，2017，32(2)：86 – 87.

52. 郭骏，黄怡，费伟，等. 颌骨囊肿开窗减压术与刮治术临床疗效评价及应用分析. 口腔颌面外科杂志，2018，28(4)：219 – 224.

53. 王斌，王健，胡晓东，等. 唇龈沟入路和鼻内镜入路手术对上颌骨囊肿患者复发率、骨质再生良好率的影响. 临床和实验医学杂志，2022，21(22)：2445 – 2448.

54. 叶成刚，刘煜，李伟利. 鼻内镜鼻腔入路治疗上颌骨囊肿临床应用. 湖北科技学院学报(医学版)，2021，35(6)：509 – 511.

55. ANANTHAPADMANABHAN S, NOOR A, SRITHARAN N. Prelacrimal window approach in the management of odontogenic maxillary sinusitis from dental foreign body. Case Rep Dent, 2022, 2022：1730656.

56. ZHANG X, LI Y, ZHANG Y, et al. Investigating the anatomical relationship between the maxillary molars and the sinus floor in a Chinese population using cone-beam computed tomography. BMC Oral Health, 2019, 19(1)：282.

57. KIM J W, LEE C H, KWON T K, et al. Endoscopic removal of a dental implant through a middle meatal antrostomy. British Journal of Oral & Maxillofacial Surgery, 2007, 45(5)：408 – 409.

58. HARA Y, SHIRATSUCHI H, TAMAGAWA T, et al. A large-scale study of treatment methods for foreign bodies in the maxillary sinus. J Oral Sci, 2018, 60(3)：321 – 328.

59. 胡艺平，金桂芳. 鼻内镜下摘除上颌窦内断根 11 例报告. 中国口腔颌面外科杂志，2015，13(1)：82 – 84.

60. NÚÑEZ-MÁRQUEZ E, SALGADO-PERALVO A O, PEÑA-CARDELLES J F, et al. Removal of a migrated dental implant from a maxillary sinus through an intraoral approach：a case report. Journal of clinical and experimental dentistry, 2021, 13(7)：e733 – e736.

61. HU Y K, YANG C, ZHOU XU G, et al. Retrieval of root fragment in maxillary sinus via anterolateral wall of the sinus to preserve alveolar bone. J Craniofac Surg, 2015, 26(2)：e81 – e84.

62. 张志愿. 口腔颌面外科学. 8 版. 北京：人民卫生出版社，2020：135 – 138.

63. 朱桂全，李龙江. 内镜辅助的微创技术在口腔颌面外科中的历史、现状与展望. 口腔颌面外科杂志，2022，32(5)：265 - 271.

64. 魏崴，杨军. 上颌骨囊肿的鼻科治疗策略与相关牙科处理原则. 中国中西医结合耳鼻咽喉科杂志，2022，30(5)：396 - 400.

65. PSILLAS G, PAPAIOANNOU D, PETSALI S, et al. Odontogenic maxillary sinusitis：a comprehensive review. J Dent Sci, 2021, 16(1)：474 - 481.

66. SATO K, CHITOSE S I, SATO K, et al. Histopathology of maxillary sinus mucosa with odontogenic maxillary sinusitis. Laryngoscope Investig Otolaryngol, 2020, 5(2)：205 - 209.

67. SAKIR M, ERCALIK YALCINKAYA S. Associations between periapical health of maxillary molars and mucosal thickening of maxillary sinuses in cone-beam computed tomographic images：a retrospective study. J Endod, 2020, 46(3)：397 - 403.

68. VIDAL F, COUTINHO T M, CARVALHO FERREIRA D, et al. Odontogenic sinusitis：a comprehensive review. Acta Odontol Scand, 2017, 75(8)：623 - 633.

69. GAUDIN R A, HOEHLE L P, SMEETS R, et al. Impact of odontogenic chronic rhinosinusitis on general health-related quality of life. Eur Arch Otorhinolaryngol, 2018, 275 (6)：1477 - 1482.

70. ZIRK M, DREISEIDLER T, POHL M, et al. Odontogenic sinusitis maxillaris：a retrospective study of 121 cases with surgical intervention. J Craniomaxillofac Surg, 2017, 45 (4)：520 - 525.

71. 浦益萍，钱文涛，赵影颖，等. 功能性鼻内镜手术结合牙科治疗对牙源性上颌窦炎的疗效评价. 中国中西医结合耳鼻咽喉科杂志，2022，30(3)：189 - 192.

72. 于龙刚，丛培珊，王琳，等. 牙源性上颌窦炎的细菌学研究. 中国医学文摘耳鼻咽喉科学，2020，35(3)：158 - 161.

73. 张怡，刘锦峰，王宁宇. 牙源性上颌窦炎内镜手术治疗的手术适应证探讨. 中国医学文摘耳鼻咽喉科学，2020，35(3)：166 - 170.

74. 付素文，白肖佩，冯文珍. 一次根管治疗术及多次根管治疗术在慢性根尖周炎中的治疗效果比较. 检验医学与临床，2019，16(18)：2716 - 2718.

75. 胡永青，杨冬茹，李淑娟，等. 不同根管消毒方法对慢性根尖周炎根管内毒素清除效果的临床研究. 北京口腔医学，2018，26(3)：150 - 152.

76. 郭惠杰，田绮，高承志. 未经治疗和根管治疗失败的慢性根尖周炎的细菌学研究. 实用口腔医学杂志，2011，27(1)：71 - 74.

77. 王静娟. 炎性肉芽组织对拔牙窝愈合影响的随机、双盲临床对照研究. 西安：第四军医大学，2017.

78. 郑冬冬，付欣，魏娜，等. 拔牙后保留炎性肉芽组织对拔牙窝愈合效果的影响分析. 临床和实验医学杂志，2022，21(14)：1562－1566.

79. 王春雨，王永福，赵元阳，等. 鼻内镜手术治疗突至上颌窦的上颌骨囊肿11例. 中国眼耳鼻喉科杂志，2017，17(2)：132－134.

80. LI S H, WANG Y, HUANG Z X, et al. Endoscope-assisted Surgery in the Treatment of Dentigerous Cyst Involving the Maxillary Sinus-Report of Two Cases. Chin J Dent Res, 2020, 23(1)：71－76.

81. SEMBRONIO S, ALBIERO A M, ZERMAN N, et al. Endoscopically assisted enucleation and curettage of large mandibular odontogenic keratocyst. Oral Surg Oral Med Oral Pathol Oral Radiol Endod, 2009, 107(2)：193－196.

82. 方佳玲，赖煌扬，陈孝仲. 内窥镜在治疗颌骨囊肿的临床应用. 医学理论与实践，2021，34(12)：2092－2094.

83. 关亚峰，赵侃，李幼珍，等. 牙源性上颌骨囊肿鼻内镜辅助手术治疗13例. 中国眼耳鼻喉科杂志，2010，10(2)：110－140.

84. GÂTA A, TOADER C, VALEAN D, et al. Role of Endoscopic Sinus Surgery and Dental Treatment in the Management of Odontogenic Sinusitis Due to Endodontic Disease and Oroantral Fistula. J Clin Med, 2021, 10(12)：2712.

85. VENETIS G, BOURLIDOU E, LIOKATIS P G, et al. Endoscopic assistance in the diagnosis and treatment of odontogenic maxillary sinus disease. Oral Maxillofac Surg, 2014, 18(2)：207－212.

86. 廖红明，何本超，郑志刚. 鼻内开窗术治疗巨大上颌骨囊肿的临床观察. 中国耳鼻咽喉颅底外科杂志，2020，26(2)：188－190.

87. 魏崴，杨军. 上颌骨囊肿的鼻科治疗策略与相关牙科处理原则. 中国中西医结合耳鼻咽喉科杂志，2022，30(5)：396－400.

88. 柴茂盛，蔡育. 腭黏骨膜旋转瓣修复口腔上颌窦瘘1例. 口腔医学研究，2022，38(10)：997－999.

89. 刘映坤，李佳，陶博强，等. 颊脂垫瓣修复上颌局部组织缺损19例临床分析. 口腔疾病防治，2022，30(9)：658－662.

90. PROCACCI P, ALFONSI F, TONELLI P, et al. Surgical Treatment of Oroantral Communications. Journal of Craniofacial Surgery, 2016, 27(5)：1190－1196.

91. 夏亮，赵正宜，邹多宏，等. 基于袋状可吸收生物膜行上颌窦瘘软、硬组织同期修补术的临床应用及操作规范. 中国口腔颌面外科杂志，2021，19(6)：489－493.

92. 张庆泉,张宝玉,陈秀梅,等. 双入路鼻窦内窥镜下治疗上颌窦良性占位性病变. 山东医大基础医学院学报,2000,14(3):203 – 205.

93. 张庆泉,李新民,王强,等. 鼻内镜下犬齿窝入路治疗上颌窦病变. 山东大学耳鼻喉眼学报,2007,21(1):38 – 39,42.

94. WEISS R O 2ND, ONG A A, REDDY L V, et al. Orthognathic Surgery-LeFort Ⅰ Osteotomy. Facial plastic surgery:FPS,2021,37(6):703 – 708.

95. BAHMANYAR S, NAMIN A W, WEISS R O 2ND, et al. Orthognathic Surgery of the Mandible. Facial plastic surgery:FPS,2021,37(6):716 – 721.

96. FERRI J, DRUELLE C, SCHLUND M, et al. Complications in orthognathic surgery:A retrospective study of 5025 cases. International orthodontics,2019,17(4):789 – 798.

97. SALMON B A, DAWLATLY A, VAN SICKELS J E. Dysphagia requiring nasogastric feeding following orthognathic surgery:an unusual complication, case report, literature review, and recommendations. J Oral Maxillofac Surg,2019,77(3):601 – 606.

98. ALASSERI N, SWENNEN G. Minimally invasive orthognathic surgery:a systematic review. Int J Oral Maxillofac Surg,2018,47(10):1299 – 1310.

99. HARA S, MITSUGI M, KANNO T, et al. Endoscopically assisted intraoral modified Le Fort II type midfacial advancement using piezoelectric surgery and an intraoperative RED system. J Oral Maxillofac Surg,2013,71(2):e93 – e103.

100. 霍亮,陈敏洁,杨驰,等. 鼻内镜辅助下手术治疗髁突骨软骨瘤临床体会. 口腔颌面外科杂志,2017,27(2):106 – 110.

101. 蔡鸣,沈国芳. 微创正颌外科的进展. 中国口腔颌面外科杂志,2003,1(4):3.

102. 贺莉丹,阙国鹰. 非综合征性多生牙的研究进展. 北京口腔医学,2023,31(1):73 – 76.

103. HOANG M D, SAHA A, MCMILLAN B. Chronic odontogenic nasal discharge:report of two cases. Australian Dental Journal,2021,66(2):201 – 204.

104. 李长顺,张堃,刘刚,等. 数字化导板在下颌舌侧后牙区埋伏多生牙拔除中的应用. 口腔医学,2022,42(11):984 – 989.

105. EMERY R W, KORJ O, AGARWAL R. A review of in-office dynamic image navigation for extraction of complex mandibular third molars. J Oral Maxillofac Surg,2017,75(8):1591 – 1600.

106. 马建辉,程瑞修,孙大卫. 鼻内镜引导下取翼下颌间隙内下颌智齿牙根 1 例. 口腔颌面外科杂志,2017,27(5):376 – 378.

107. ALEXANDRAKIS G, HUBBELL R N, AITKEN P A. Nasolacrimal duct obstruction secondary to ectopic leeth. Ophthalmology, 2000, 107(1): 189 – 192.

108. SMITH R A, GORDON N C, DE LUCHI S F. Intranasal Teeth. Report of two cases and review of the literature. Oral Surg Oral Med Oral Pathol, 1979, 47(2): 120 – 122.

109. 曲国斌, 梁树珍. 扁桃体内异位牙 1 例. 临床耳鼻咽喉头颈外科杂志, 2002, 166(6): 269.

110. 柳桢, 王家东. 双侧上颌窦异位牙 1 例. 中华耳鼻咽喉头颈外科杂志, 2011, 46 (1): 946 – 947.

111. BUYUKKURT M C, OMEZLI M M, MILOGLU O. Dentigerous cystassociated with an ectopic tooth in the maxillary sinus: a report of 3 cases and review of the literature. Oral Surg Oral Med Oral Pathol Oral Radion Endod, 2010, 109(1): 67 – 71.

112. 王晓侠, 嵇宪生, 陈菁华, 等. 上颌窦后壁异位牙 1 例. 实用医学杂志, 2010, 26(19): 3632.

113. MEDEIROS A S, G ORMIDE M R, COSLA B, et al. Prevalence of intranasal ectopic teeth in children with complcte unilateral and bilatcral clcft lip and palate. Cleft lip and palate. Cleft Palalte Craniofac J, 2000, 37(3): 271 – 273.

114. 王艳华, 张庆泉, 许玲, 等. 鼻内镜下左侧鼻底共同开窗治疗腭正中囊肿加囊内异位牙一例(附视频). 中国临床案例成果数据库, 2021, 3(1): E057.

115. 王艳华, 张庆泉, 许玲, 等. 鼻内镜下下鼻道入路治疗儿童巨大上颌骨囊肿累及上颌窦 + 异位牙 1 例(附视频). 中国临床案例成果数据库, 2022, 4(1): E03896.

116. 孙超, 王艳华, 许玲, 等. 含双牙上颌骨囊肿鼻内镜下经鼻手术的临床应用(附 1 例报道). 国际耳鼻咽喉头颈外科杂志, 2022, 46(1): 58 – 59.

117. 王艳华, 张庆泉, 许玲, 等. 鼻内镜下鼻底开窗术治疗上颌骨含牙囊肿一例(附视频). 中国临床案例成果数据库, 2021, 3(1): E012.

118. LIU J, ZHOU M, LIU Q, et al Process of ectopic tooth formation in the maxillary sinus: follow-up observation of one case. J Int Med Res, 2019, 47(12): 6356 – 6364.

119. 王旭燕, 田素景, 卢志宾, 等. 上颌多生牙误诊为鼻腔异物 1 例. 临床耳鼻咽喉头颈外科杂志, 2016, 30(22): 1811 – 1812.

120. 喻佳, 叶礼新, 姜叶芳. CT 诊断鼻腔额外牙 1 例. 中国医学影像学杂志, 2013, 21(9): 701.

121. 柳桢, 王家东. 双侧上颌窦异位牙一例. 中华耳鼻咽喉头颈外科杂志, 2011, 46 (11): 946 – 947.

122. 王雯, 宋升桥. 左侧筛窦异位牙 1 例. 临床耳鼻咽喉头颈外科杂志, 2011, 25 (17): 812.

123. 胡璐璐, 胡伟. 鼻内镜下取出筛窦异位牙 1 例. 临床耳鼻咽喉头颈外科杂志, 2016, 30(10): 837.

124. KUMAR V, BHASKAR A, KAPOOR R, et al. Conservative surgical management of a supernumerary tooth in the nasal cavity. Case Reports, 2020, 13(7): e235718.

125. 陈斌, 江晨艳, 易彬, 等. 导航下经鼻内镜治疗上颌骨囊肿的疗效观察. 中国中西医结合耳鼻咽喉科杂志, 2022, 30(3): 183 – 188.

126. 吴梦瑶, 滕斯彦, 张柳青, 等. 鼻内镜辅助取筛窦内残根 1 例报道及文献复习. 中国中西医结合耳鼻咽喉科杂志, 2022(3): 224 – 227, 235.

127. 张芬, 柳忠禄, 赵元阳, 等. 鼻腔牙 1 例. 中国医学文摘 (耳鼻咽喉科学), 2016, 31(5): 276.

128. MALINA-ALTZINGER J, DAMERAU G, GRÄTZ K W, et al. Evaluation of the maxillary sinus in panoramic radiography-a comparative study. Int J Implant Dent, 2015, 1 (1): 17.

129. KIRKHAM-ALI K, LA M, SHER J, et al. Comparison of cone-beam computed tomography and panoramic imaging in assessing the relationship between posterior maxillary tooth roots and the maxillary sinus: a systematic review. J Investig Clin Dent, 2019, 10(3): e12402.

130. 汪文涛, 汪永跃. 上颌窦提升术中有关上颌窦黏膜的研究进展. 国际口腔医学杂志, 2013, 40(3): 391 – 394.

131. TIMMENGA N M, RAGHOEBAR G M, LIEM R S, et al. Effects of maxillary sinus floor elevation surgery on maxillary sinus physiology. Eur J Oral Sci, 2003, 111(3): 189 – 197.

132. QUIRYNEN M, LEFEVER D, HELLINGS P, et al. Transient swelling of the Schneiderian membrane after trans versal sinus augmentation: a pilot study. Clin Oral Implants Res, 2014, 25(1): 36 – 41.

133. ANDUZE-ACHER G, BROCHERY B, FELIZARDO R, et al. Change in sinus membrane dimension following sinus floor elevation: a retrospective cohort study. Clin Oral Implants Res, 2013, 24(10): 1123 – 1129.

134. PIGNATARO L, MANTOVANI M, TORRETTA S, et al. ENT assessment in the integrated management of candidate for (maxillary) sinus lift. Acta Otorhinolaryngol Ital, 2008, 28(3): 110 – 119.

135. KIM J S, CHOI S M, YOON J H, et al. What affects post-operative sinusitis and implant failure after dental implant: a meta-analysis. Otolaryngol Head Neck Surg, 2019, 160 (6): 974 – 984.

136. TIMMENGA N M, RAGHOEBAR G M, BOERING G, et al. Maxillary sinus function after sinus lifts for the insertion of dental implants. J Oral Maxillofac Surg, 1997, 55 (9): 936 – 940.

137. AIMETTI M, MASSEI G, MORRA M, et al. Correlation between gingival phenotype and Schneiderian membrane thickness. Int J Oral Maxillofac Implants, 2008, 23(6): 1128 – 1132.

138. BRüLLMANN D, SCHULZE R K. Spatial resolution in CBCT machines for dental/maxillofacial applications-what do we know today? Dentomaxillofac Radiol, 2015, 44 (1): 20140204.

139. INSUA A, MONJE A, CHAN H L, et al. Accuracy of Schneiderian membrane thickness: a cone-beam computed tomography analysis withhistological validation. Clin Oral Implants Res, 2017, 28(6): 654 – 661.

140. KALYVAS D, KAPSALAS A, PAIKOU S, et al. Thickness of the Schneiderian membrane and its correlation with anatomical structures and demographic parameters using CBCT tomography: a retrospective study. Int J Implant Dent, 2018, 4(1): 32.

141. GORDTS F, CLEMENT P A, BUISSERET T. Prevalence of paranasal sinus abnormalities on MRI in a non-ENT population. Acta Otorhinolaryngol Belg, 1996, 50(3): 167 – 170.

142. HAN J D, CHO S H, JANG K W, et al. Lateral approach for maxillary sinus membrane elevation without bone materials in maxillary mucous retention cyst with immediate or delayed implant rehabilitation: case reports. Journal of the Korean Association of Oral & Maxillofacial Surgeons, 2017, 43(4): 276 – 281.

143. BJÖRN H, HOLMBERG K, NYLANDER G. Maxillary sinus in periodontal disease. A clinical and radiographic investigation. Odontologisk Revy, 1967, 18(1): 83 – 114.

144. MASKA B, LIN G H, OTHMAN A, et al. Dental implants and grafting success remain high despite large variations in maxillary sinus mucosal thickening. International Journal of Implant Dentistry, 2017, 3(1): 1.

145. SHAHBAZIAN M, VANDEWOUDE C, WYATT J, et al. Comparative assessment of panoramic radiography and CBCT imaging for radiodiagnostics in the posterior maxilla. Clinical Oral Investigations, 2014, 18(1): 293 – 300.

146. CAGICI C A, YILMAZER C, HURCAN C, et al. Appropriate interslice gap for screening coronal paranasal sinus tomography for mucosal thickening. Eur Arch Otorhinolaryngol, 2009, 266(4): 519 - 525.

147. 李娜, 王虎, 任家银, 等. 上颌窦提升术中上颌窦解剖生理及病理的 CBCT 探讨. 中国口腔种植学杂志, 2012, 3(17): 101 - 105, 128.

148. APPARAJU V, VELAMATI S C, KARNATI L, et al. Does residual bone thickness apical to periodontal defect play a major role in maxillary sinus mucous membrane thickness a cone-beam computed tomography-assisted retrospective study. Dent Res J(Isfahan), 2019, 16 (4): 251 - 256.

149. SHANBHAG S, KARNIK P, SHIRKE P, et al. Cone-beam computed tomographic analysis of sinus membrane thickness, ostium patency, and residual ridge heights in the posterior maxilla: implications for sinus floor elevation. Clin Oral Implants Res, 2014, 25 (6): 755 - 760.

150. ABI NAJM S, NURDIN N, EL HAGE M, et al. Osteotome sinus floor elevation without grafting: a 10-year clinical and cone-beam sinus assessment. Implant Dent, 2018, 27 (4): 439 - 444.

151. QIN L, LIN S X, GUO Z Z, et al. Influences of Schneiderian membrane conditions on the early outcomes of osteotome sinus floor elevation technique: a prospective cohort study in the healing period. Clin Oral Implants Res, 2017, 28(9): 1074 - 1081.

152. YILDIRIM T T, GÜNCÜ G N, GÖKSÜLÜK D, et al. The effect of demographic and disease variables on Schneiderian membrane thickness and appearance. Oral Surg Oral Med Oral Pathol Oral Radiol, 2017, 124(6): 568 - 576.

153. TAVELLI L, BORGONOVO A E, RE D, et al. Sinus presurgical evaluation: a literature review and a new classification proposal. Minerva Stomatol, 2017, 66(3): 115 - 131.

154. WEN S C, LIN Y H, YANG Y C, et al. The influence of sinus membrane thickness upon membrane perforation during transcrestal sinus lift procedure. Clin Oral Implants Res, 2015, 26(10): 1158 - 1164.

155. JUNGNER M, LEGRELL P E, LUNDGREN S. Follow-up study of implants with turned or oxidized surfaces placed after sinus augmentation. Int J Oral Maxillofac Implants, 2014, 29(6): 1380 - 1387.

156. PELEG M, CHAUSHU G, MAZOR Z, et al. Radiological findings of the post-sinus lift maxillary sinus: a computerized tomography follow-up. J Periodontol, 1999, 70(12): 1564 - 1573.

157. YILMAZ H G, TüZüM T F. Are gingival phenotype, residual ridge height, and membrane thicknesscritical for the perforation of maxillary sinus. J Periodontol, 2012, 83(4): 420 – 425.

158. RAGHOEBAR G M, BATENBURG R H K, TIMMENGA N M, et al. Morbidity and complications of bone grafting of the floor of the maxillary sinus for the placement of endosseous implants. Mund Kiefer Gesichtschir, 1999, 3(Suppl 1): S65 – S69.

159. MEHRA P, JEONG D. Maxillary sinusitis of odontogenic origin. Curr Allergy Asthma Rep, 2009, 9(3): 238 – 243.

160. BHATTACHARYYA N. Contemporary assessment of the disease burden of sinusitis. Am J Rhinol Allergy, 2009, 23(8): 392 – 395.

161. MELéN I, LINDAHL L, ANDRCASSON L, et al. Chronic maxillary sinusitis: definition, diagnosis and relation to dental infections and nasal polyposis. Acta Otolaryngol, 1986, 101(3/4): 320 – 327.

162. MANOR Y, MARDINGER O, BIETLITUM I, et al. Late signs and symptoms of maxillary sinusitis after sinus augmentation. Oral Surg Oral Med Oral Pathol Oral Radiol Endod, 2010, 110(1): e1 – e4.

163. THOMAS A, RAMAN R. A comparative study of the pneumatization of the mastoid air cells and the frontal and maxillary sinuses. AJNR Am J Neuroradiol, 1989, 10(5 Suppl): S88.

164. UNDERWOOD A S. An Inquiry into the anatomy and pathology of the maxillary sinus. J Anat Physiol, 1910, 44(Pt 4): 354 – 369.

165. KRENNMAIR G, ULM C W, LUGMAYR H, et al. The incidence, location, and height of maxillary sinus septa in the edentulous and dentate maxilla. J Oral Maxillofac Surg, 1999, 57(6): 667 – 671; discussion 671 – 672.

166. BECK-BROICHSITTER B E, GERLE M, WILTFANG J, et al. Perforation of the Schneiderian membrane during sinus floor elevation: a risk factor for long-term success of dental implants. OralMaxillofac Surg, 2020, 24(2): 151 – 156.

167. IRINAKIS T, DABULEANU V, ALDAHLAWI S. Complications during maxillary sinus augmentation associated with interfering septa: a new classification of septa. Open Dent J, 2017, 11: 140 – 150.

168. SCHWARZ L, SCHIEBEL V, HOF M, et al. Risk factors of membraneperforation and postoperative complications in sinus floor elevation surgery: review of 407 augmentation procedures. J Oral Maxillofac Surg, 2015, 73(7): 1275 – 1282.

169. KIM M J, JUNG U W, KIM C S, et al. Maxillary sinus septa: prevalence, height, location, and morphology. A reformatted computed tomography scan analysis. J Periodontol, 2006, 77(5): 903 – 908.

170. SHEN E C, FU E, CHIU T J, et al. Prevalence and location of maxillary sinus septa in the Taiwanese population and relationship to the absence of molars. Clin Oral Implants Res, 2012, 23(6): 741 – 745.

171. DRAGAN E, ODRI G A, MELIAN G, et al. Three-dimensional evaluation of maxillary sinus septa for implant placement. Med Sci Monit, 2017, 23: 1394 – 1400.

172. 张川, 青薇, 甘升远. CBCT 对上颌窦底骨分嵴的研究分析在牙种植术中的应用. 中国口腔种植学杂志, 2019, 24(3): 101 – 105.

173. WEN S C, CHAN H L, WANG H L. Classification and management of antral septa for maxillary sinus augmentation. Int J Periodontics Restorative Dent, 2013, 33(4): 509 – 517.

174. JUNG J, HWANG B Y, KIM B S, et al. Floating septum technique: easy and safe method maxillary sinus septa in sinus lifting procedure. Maxillofac Plast Reconstr Surg, 2019, 41(1): 54.

175. SHANBHAG S, KARNIK P, SHIRKE P, et al. Association between Periapical Lesions and Maxillary Sinus Mucosal Thickening: A Retrospective Cone-beam Computed Tomographic Study. Journal of Endodontics, 2013, 39(7): 853 – 857.

176. CHOI M G, HONG C H, CHOI E J, et al. Sinus lifts in the presence of pseudoantral and mucous retention cysts. J Kore Assoc Oral Maxillofac Surg, 2022, 48(2): 101 – 110.

177. YU H, QIU L. Histological and clinical outcomes of lateral sinus floor elevation with simultaneous removal of a maxillary sinuspseudocyst. Clin Implant Dent Relat Res, 2019, 21(1): 94 – 100.

178. LIU D, SHI L, DAI X, et al. Implants placed simultaneously with maxillary sinus floor augmentation in the presence of antral pseudocysts: presentation of a case series. QuintessenceInt, 2018, 49(6): 479 – 485.

179. CELEBI N, GONEN Z B, KILIC E, et al. Maxillary sinus floor augmentation in patients with maxillary sinus pseudocyst: case report. Oral Surg Oral Med Oral Pathol Oral Radiol Endod, 2011, 112(6): e97 – e102.

180. ANITUA E, ALKHRAISAT M H, TORRE A, et al. Are mucous retention cysts and pseudocysts in the maxillary sinus a risk factor for dental implants? A systematic review. Med Oral Patol Oral Cir Bucal, 2021, 26(3): e276 – e283.

181. GIOTAKIS E I, WEBER R K. Cysts of the maxillary sinus: a literature review. Int Forum Alergy Rhinol, 2013, 3(9): 766 – 771.

182. GARDNER D G. Pseudocysts and retention cysts of the maxillary sinus. Oral Surg Oral Med Oral Pathol, 1984, 58(5): 561 – 567.

183. 宿玉成. 上颌窦底提升. 沈阳：辽宁科学技术出版社, 2022.

184. MARDINGER O, MANOR I, MIJIRITSKY E, et al. Maxillary sinus augmentation in the presence of antral pseudocyst: a clinical approach. Oral Surg Oral Med Oral Pathol Oral Radiol Endod, 2007, 103(2): 180 – 184.

185. 李治, 董强. 与口腔种植相关的上颌窦囊肿诊疗研究进展. 中国口腔种植学杂志, 2017, 22(3): 146 – 150.

186. GARDNER D G, GULANE P J. Mucoceles of the maxillary sinus. Oral Surg Oral Med OralPathol, 1986, 62(5): 538 – 543.

187. OH J H, AN X, JEONG S M, et al. Crestal sinus augmentation in the presence of an antral pseudocyst. Implant Dent, 2017, 26(6): 951 – 955.

188. BHATACHARYYA N. Do maxillary sinus retention cysts reflect obstructive sinus phenomena? Arch Otolaryngol Head Neck Surg, 2000, 126(11): 1369 – 1371.

189. MANOR Y, MARDINGER O, BIETLITUM I, et al. Late signs and symptoms of maxillary sinusitis after sinus augmentation. Oral Surg Oral Med Oral Pathol Oral Radiol Endod, 2010, 110(1): e1 – e4.

190. BEAUMONT C, ZAFIROPOULOS G G, ROHMANN K, et al. Prevalence of maxillary sinus disease and abnormalities in patients scheduled for sinus lift procedures. J Periodontol, 2005, 76(3): 461 – 467.

191. TIMMENGA N M, RAGHOEBAR G M, VAN WEISENBRUCH R, et al. Maxillary sinus floor elevation surgery. A clinical, radiographic and endoscopic evaluation. Clin Oral Implants Res, 2003, 14(3): 322 – 328.

192. LIN Y, HU X, METZMACHER A R, et al. Maxillary sinus augmentation following removal of a maxillary sinus pseudocyst after a shortened healing period. J Oral Maxilo fac Surg, 2010, 68(11): 2856 – 2860.

193. CHIAPASCO M, PALOMBO D. Sinus grafting and simultaneous removal of large antral pseudocysts of the maxillary sinus with a micro-invasive intraoral access. Int J Oral Maxillofac Surg, 2015, 44: 1499 – 1505.

194. NOSAKA Y, NOSAKA H, NAKAJIMA Y, et al. A reliable surgical procedure for sinus floor augmentation with antral pseudocysts. Dent J (Basel), 2021, 9(10): 122.

195. TANG Z H, WU M J, XU W H. Implants placed simultaneously with maxillary sinus floor augmentations in the presence of antral pseudocysts: a case report. Int J Oral Maxillofac Surg, 2011, 40(9): 998 – 1001.

196. MOON I J, KIM S W, HAN D H, et al. Mucosal cysts in the paranasal sinuses: long-term follow-up and clinical implications. Am J Rhinol Allergy, 2011, 25(2): 98 – 102.

197. 柳忠豪, 周文娟. 上颌窦底提升植骨术中囊肿的处理策略. 口腔医学研究, 2023, 39(4): 289 – 294.

198. 朱秋艳, 吴道敏, 鲍济波, 等. 上颌窦宽度与角度对上颌窦底提升术后成骨效果的影响. 国际口腔医学杂志, 2023, 50(2): 159 – 165.

199. 朱挺, 周武, 庄桂婧, 等. 上颌窦宽度及角度预测经牙槽嵴顶上颌窦底提升术骨移植稳定性的价值. 中国口腔颌面外科杂志, 2022, 20(5): 483 – 487.

200. NIU L, WANG J, YU H, et al. New classification of maxillary sinus contours and its relation to sinus floor elevation surgery. Clinical Implant Dentistry and Related Research, 2018, 20(4): 493 – 500.

201. NUNES L S, BORNSTEIN M M, SENDI P, et al. Anatomical characteristics and dimensions of edentulous sites in the posterior maxillae of patients referred for implant therapy. Int J Periodont Restor Dent, 2013, 33(3): 337 – 345.

202. LUNDGREN S, CRICCHIO G, HALLMAN M, et al. Sinus floor elevation procedures to enable implant placement and integration: techniques, biological aspects and clinical outcomes. Periodontol 2000, 2017, 73(1): 103 – 120.

203. 黄建生. 上颌后牙区骨量不足种植的风险与对策. 华西口腔医学杂志, 2012, 30(1): 1 – 9.

204. IRINAKIS T, DABULEANU V, ALDAHLAWI S. Complications during maxillary sinus augmentation associated with interfering septa: a new classification of septa. Open Dent J, 2017, 11(11): 140 – 150.

205. KANG S J, SHIN S I, HERR Y, et al. Anatomical structures in the maxillary sinus related to lateral sinus elevation: a cone beam computed tomographic analysis. Clin Oral Implants Res, 2013, 24(Suppl A100): 75 – 81.

206. MARDINGER O, ABBA M, HIRSHBERG A, et al. Prevalence, diameter and course of the maxillary intraosseous vascular canal with relation to sinus augmentation

procedure: a radiographic study. International Journal of Oral & Maxillofacial Surgery, 2007, 36(8): 735 –738.

207. 中华口腔医学会口腔种植专业委员会, 陈波, 宿玉成, 等. 上颌窦底提升并发症的专家共识: 上颌窦感染及骨增量材料感染(第 1 版). 中国口腔种植学杂志, 2022, 27(2): 71 –74.

208. SCHLUND M, MEEUS J, POLITIS C, et al. Management of sinus graft infection-a systematic review. Int J Oral Maxillofac Surg, 2022, 51(5): 690 –698.

209. STACCHI C, SENTINERI R, BERTON F, et al. Conjunctival chemosis: an uncommon complication after transcrestal lifting of the sinus floor. Br J Oral Maxillofac Surg, 2016, 54(9): 1052 –1054.

210. MANOR Y, GARFUNKEL A A. Brain abscess following dental implant placement via crestal sinus lift-a case report. Eur J Oral Implantol, 2018, 11(1): 113 –117.

211. STEINER C, BOTTINI G B, GAGGL A. Brain abscess caused by dental peri-implantitis. Br J Oral Maxillofac Surg, 2021, 59(1): 109 –110.

212. PARK W B, HAN J Y, Oh S L. Maxillary sinusitis associated with peri-implantitis at sinus floor augmented sites: case series. Implant Dentistry, 2019, 28(5): 484 –489.

213. TESTORI T, DRAGO L, WALLACE S S, et al. Prevention and treatment of postoperative infections after sinus elevation surgery: clinical consensus and recommendations. Int J Dent, 2012, 2012: 365809.

214. CARREÑO CARREÑO J, GÓMEZ-MORENO G, AGUILAR-SALVATIERRA A, et al. The antibiotic of choice determined by antibiogram in maxillary sinus elevation surgery: a clinical study. Clin Oral Implants Res, 2018, 29(11): 1070 –1076.

215. 邹华, 宋颖, 陈秋坚, 等. 鼻内镜的临床应用及扩展. 中国鼻内镜杂志, 2009, 15(10): 1016 –1018, 1021.

216. 顾晓莉. 鼻内镜辅助下口腔上颌窦瘘修补术的临床疗效. 中国社区医师, 2015, 31(26): 68 –70.

217. 付琢惠, 谭学莲, 黄定明. 牙源性上颌窦炎的诊疗策略. 国际口腔医学杂志, 2021, 48(3): 367 –372.

218. 郝丽丽, 夏忠芳, 徐忠强. 儿童鼻腔牙 1 例并文献复习. 中国耳鼻咽喉颅底外科杂志, 2017, 23(4): 374 –376.

219. 马绪臣. 口腔颌面锥形束 CT 的临床应用. 北京: 人民卫生出版社, 2011.

220. 马绪臣. 口腔颌面医学影像学. 2 版. 北京: 北京大学医学出版社, 2014.

221. 张震康，俞光岩. 口腔颌面外科学. 2 版. 北京：北京大学医学出版社，2013.

222. 章如新. 影像导航在鼻内镜微创外科中的应用. 临床耳鼻咽喉头颈外科杂志，2018, 32(21)：1607 – 1609, 1613.

223. 张庆泉，宋西成，张华，等. 鼻内镜下影像导航技术在 1250 例鼻颅底手术中的应用. 山东大学学报(医学版)，2012, 50(7)：114 – 116.

224. 张庆泉. 耳鼻咽喉头颈外科影像导航技术. 北京：人民卫生出版社，2013.

225. 胡贤洋，田腾飞，张雪琰. 影像导航技术在鼻内镜手术中的应用. 河南大学学报(医学版)，2022(1)：7.

226. MICKO A, HOSMANN A, WURZER A, et al. An advanced protocol for intraoperative visualization of sinunasal structures：experiences from pituitary surgery. Journal of Neurosurgery, 2019, 133(1)：1 – 9.

227. 傅征. 数字医学的提出与发展. 中国数字医学，2007, 2(11)：9 – 13.

228. 王成焘，陈晓军，钱理为. 数字医学与计算机辅助手术. 中国医疗器械杂志，2007, 31(5)：313 – 322.

229. HOUNSFIELD G N. Computed medical imaging. Science, 1980, 210(4465)：22 – 28.

230. 张健，王庆福，王艳颖. 数字化导板在口腔种植中的应用. 中国实用口腔科杂志，2014, 7(3)：129 – 133.

231. KRAMER F J, BAETHGE C, SWENNEN G, et al. Navigated vs. conventional implant insertion for maxillary single tooth replacement. Clinical Oral Implants Research, 2005, 16(1)：60 – 68.

232. 孙坚. 计算机辅助外科技术在口腔颌面外科中的应用. 中国实用口腔科杂志，2014, 7(6)：329 – 334.

233. 郑越予，刘冰. 放射粒子近距离治疗口腔颌面部恶性肿瘤新进展. 中国实用口腔科杂志，2020, 13(11)：695 – 698.

234. HAMZA H. Computer-Assisted Technique for Surgical Tooth Extraction. Int J Dent, 2016, 2016：7484159.

235. 王文超，刘宗霖，张耀升，等. 数字化技术在微创牙槽外科的临床应用. 组织工程与重建外科杂志，2018, 14(1)：5 – 16.

236. ABELLA F, RIBAS F, ROIG M, et al. Outcome of Autotransplantation of Mature Third Molars Using 3-dimensional-printed Guiding Templates and Donor Tooth Replicas. J Endod, 2018, 44(10)：1567 – 1574.

237. ZHAO S, DENG M, CAI H, et al. Clinical efficacy evaluation for treating trigeminal

neuralgia using a personalized digital guide plate-assisted temperature-controlled radiofrequency. J Craniofac Surg, 2018, 29(5): 1322 – 1326.

238. GREENBERG A M. Digital technologies for dental implant treatment planning and guided surgery. Oral Maxillofac Surg Clin North Am, 2015, 27(2): 319 – 340.

239. 陈泉林, 陈琳, 王彬晨, 等. 红外光学定位动态导航技术在口腔种植领域应用的研究进展. 实用口腔医学杂志, 2022(5): 570 – 577.

240. GERARD I J, COLLINS D L. An analysis of tracking error in image-guided neurosurgery. Int J Comput Assist Radiol Surg, 2015, 10(10): 1579 – 1588.

241. SIESSEGGER M, SCHNEIDER B T, Mischkowski R A, et al. Use of an image-guided navigation system in dental implant surgery in anatomically complex operation sites. J Craniomaxillofac Surg, 2001, 29(5): 276 – 281.

242. Man Y, Zhou N, Y X. Clinical applications and new advances of dynamic real-time navigation in the field of oral implantology. Oral Disease Control, 2020, 28(6): 341 – 348.

243. 段琳娜, 张志宏, 刘红红, 等. 不同部位动态导航引导下的口腔种植精度对比研究. 口腔医学研究, 2022(9): 827 – 830.

244. SUN T M, LAN T H, PAN C Y, et al. Dental implant navigation system guide the surgery future. Kaohsiung J Med Sci, 2018, 34(1): 56 – 64.

245. 张婷婷, 胡建. 数字化导板与动态导航在口腔种植应用中的研究进展. 国际口腔医学杂志, 2019(1): 99 – 104.

246. 满毅, 周楠, 杨醒眉. 动态实时导航在口腔种植领域中的临床应用及新进展. 口腔疾病防治, 2020(6): 341 – 348.

247. EGGERS G, MüHLING J, MARMULLA R. Image-to-patient registration techniques in head surgery. Int J Oral Maxillofac Surg, 2006, 35(12): 1081 – 1095.

248. KALRA M, APARNA I N, DHANASEKAR B. Evolution of surgical guidance in implant dentistry. Implant Dentistry, 2013, 40(7): 577 – 582.

249. BLOCK M S, EMERY R W. Static or Dynamic Navigation for Implant Placement-Choosing the Method of Guidance. J Oral Maxillofac Surg, 2016, 74(2): 269 – 277.

250. 王跃平, 樊圣祈, 吴轶群. 动态导航系统在口腔种植领域的发展和应用. 口腔疾病防治, 2017, 25(10): 613 – 619.

251. WEI S M, ZHU Y, WEI J X, et al. Accuracy of dynamic navigation in implant surgery: a systematic review and meta-analysis. Clin Oral Implants Res, 2021, 32(4): 383 – 393.

252. GARGALLO-ALBIOL J, SALOMó-COLL O, LOZANO-CARRASCAL N, et al.

Intra-osseous heat generation during implant bed preparation with static navigation: multi-factor in vitro study. Clin Oral Implants Res, 2021, 32(5): 590 – 597.

253. SCHNUTENHAUS S, EDELMANN C, KNIPPER A, et al. Accuracy of dynamic computer-assisted implant placement: a systematic review and meta-analysis of clinical and in vitro studies. J Clin Med, 2021, 10(4): 704.

254. GALÁN GIL S, PEÑARROCHA DIAGO M, BALAGUER MARTíNEZ J, et al. Rehabilitation of severely resorbed maxillae with zygomatic implants: an update. Med Oral Patol Oral Cir Bucal, 2007, 12(3): e216 – e220.

255. DUARTE L R, FILHO H F, FRANCISCHONE C E, et al. The establishment of a protocol for the total rehabilitation of atrophic maxillae employing four zygomatic fixtures in an immediate loading system—a 30-month clinical and radiographic follow-up. Clin Implant Dent Relat Res, 2007, 9(4): 186 – 196.

256. APARICIO C, OUAZZANI W, HATANO N. The use of zygomatic implants for prosthetic rehabilitation of the severely resorbed maxilla. Periodontol 2000, 2008, 47: 162 – 171.

257. SHARMA A, RAHUL G R. Zygomatic implants/fixture: a systematic review. J Oral Implantol, 2013, 39(2): 215 – 224.

258. APARICIO C, Manresa C, Francisco K, et al. Zygomatic implants: indications, techniques and outcomes, and the zygomatic success code. Periodontol 2000, 2014, 66(1): 41 – 58.

259. CHRCANOVIC B R, ALBREKTSSON T, WENNERBERG A. Survival and complications of zygomatic implants: an updated systematic review. J Oral Maxillofac Surg, 2016, 74(10): 1949 – 1964.

260. BLOCK M S, EMERY R W, CULLUM D R, et al. Implant placement is more accurate using dynamic navigation. J Oral Maxillofac Surg, 2017, 75(7): 1377 – 1386.

261. AYDEMIR C A, ARıSAN V. Accuracy of dental implant placement via dynamic navigation or the freehand method: A split-mouth randomized controlled clinical trial. Clin Oral Implants Res, 2020, 31(3): 255 – 263.

262. CHEN C K, YUH D, HUANG R Y, et al. Accuracy of Implant Placement with a Navigation System, a Laboratory Guide, and Freehand Drilling. Int J Oral Maxillofac Implants, 2018, 33(6): 1213 – 1218.

263. 邓丽, 黄震, 章福保, 等. 下颌神经管颌骨内走行方向的锥形束 CT 测量分析. 中国医学影像学杂志, 2014(3): 161 – 163.

264. MA L, JIANG W, ZHANG B, et al. Augmented reality surgical navigation with accurate CBCT-patient registration for dental implant placement. Med Biol Eng Comput, 2019, 57(1): 47 − 57.

265. 田田, 张志宏, 刘红红. 牙种植动态导航配准方式对配准精度的影响. 国际口腔医学杂志, 2020(2): 196 − 201.

266. WANG M Y, MAURER C R JR, FITZPATRICK J M, et al. An automatic technique for finding and localizing externally attached markers in CT and MR volume images of the head. IEEE Trans Biomed Eng, 1996, 43(6): 627 − 637.

267. WOERDEMAN P A, WILLEMS P W, NOORDMANS H J, et al. The effect of repetitive manual fiducial localization on target localization in image space. Neurosurgery, 2007, 60: 100 − 104.

268. GOLOB DEEB J, BENCHARIT S, CARRICO C K, et al. Exploring training dental implant placement using computer-guided implant navigation system for predoctoral students: a pilot study. Eur J Dent Educ, 2019, 23(4): 415 − 423.

269. STEFANELLI L V, DEGROOT B S, LIPTON D I, et al. Accuracy of a Dynamic Dental Implant Navigation System in a Private Practice. Int J Oral Maxillofac Implants, 2019, 34(1): 205 − 213.

270. WANG F, BORNSTEIN M M, HUNG K, et al. Application of Real-Time Surgical Navigation for Zygomatic Implant Insertion in Patients With Severely Atrophic Maxilla. J Oral Maxillofac Surg, 2018, 76(1): 80 − 87.

271. HUNG K F, WANG F, WANG H W, et al. Accuracy of a real-time surgical navigation system for the placement of quad zygomatic implants in the severe atrophic maxilla: a pilot clinical study. Clin Implant Dent Relat Res, 2017, 19(3): 458 − 465.

272. EMERY R W, MERRITT S A, LANK K, et al. Accuracy of dynamic navigation for dental implant placement-model-based evaluation. J Oral Implantol, 2016, 42(5): 399 − 405.

273. JORBA-GARCíA A, FIGUEIREDO R, GONZáLEZ-BARNADAS A, et al. Accuracy and the role of experience in dynamic computer guided dental implant surgery: an in-vitro study. Med Oral Patol Oral Cir Bucal, 2019, 24(1): e76 − e83.

274. 吴煜, 邹士琦, 王霄. 口腔种植机器人在口腔种植手术中的初步应用. 中国微创外科杂志, 2021, 21(9): 787 − 791.

275. WU Y, WANG F, FAN S, et al. Robotics in Dental Implantology. Oral Maxillofac Surg Clin North Am, 2019, 31(3): 513 − 518.

276. 孙睿, 蔡育, 赵吉宏. 超声骨刀在口腔颌面外科的临床应用进展. 中国口腔颌面外科杂志, 2018, 16(1)：89-92.

277. 白希婧, 吕东升. 超声骨刀在口腔颌面外科的应用进展. 中国医疗器械信息, 2020, 26(15)：47-48, 128.

278. 苏伟喆, 范亚伟. 超声骨刀在口腔颌面外科领域的研究进展. 口腔材料器械杂志, 2020, 29(4)：229-232.

279. 戴晓玮, 侯宏亮, 邱申彩, 等. 超声骨刀在上颌窦外提升术中的应用. 西北国防医学杂志, 2019, 40(10)：602-607.

280. 王保利, 杨驰, 蔡协艺. 超声骨刀在口腔颌面外科中的应用概况. 口腔材料器械杂志, 2014, 23(2)：101-104.

281. 赵吉宏. 口腔局部麻醉新概念. 国际口腔医学杂志, 2021, 48(4)：373-379.

282. 赵吉宏. 现代牙槽外科新技术. 北京：人民卫生出版社, 2017.

283. 桂雄斌, 张阳德, 宋元博, 等. 心理干预对耳鼻喉局麻手术患者的影响分析. 中国现代医学杂志, 2013, 23(13)：66-68.

284. 王玉慧. 目标控制操作性镇静镇痛策略在整形外科手术中应用的临床研究. 北京：北京协和医学院, 2021.

285. AUN C, FLYNN P J, RICHARDS J, et al. A comparison of midazolam and diazepam for intravenous sedation in dentistry. Anaesthesia, 1984, 39 (6)：589-593.

286. Margary J J, Rosenbaum N L, Partridge M, et al. Local complications following intravenous benzodiazepines in the dorsum of the hand. A comparison between midazolam and Diazemuls in sedation for dentistry. Anaesthesia, 1986, 41 (2)：205-207.

287. 王菲, 赵阳阳, 关明, 等. 静脉给药镇静技术在 2582 例口腔外科门诊手术中的临床应用. 北京大学学报(医学版), 2020, 52(1)：181-186.

288. 胡胜英, 陈旭华, 瞿波. 曲马多氟哌利多自控镇静镇痛术应用于耳鼻喉手术的临床观察. 中国药物与临床, 2002, 2(2)：93-94.

289. 占霖森, 兰允平, 张云锋, 等. 右美托咪啶复合瑞芬太尼在腭咽成形术经鼻清醒插管中的应用. 中国医师杂志, 2019, 21(2)：253-255.

290. 张霞, 白晓峰, 周青, 等. 右美托咪定和咪唑安定复合芬太尼用于清醒经鼻盲探气管插管的比较. 华西口腔医学杂志, 2013, 31(3)：253-256.

291. 李美胜, 罗林, 吉阳, 等. 右美托咪定联合布托啡诺在颌面外科术后镇痛中的应用效果. 广西医学, 2018, 40(24)：2904-2907.

292. 刘京涛, 马朋林. 重症医学科内镇痛和镇静治疗的安全性. 中华内科杂志, 2011, 50(10)：812-814.

293. 朱磊, 邹肆全. 七氟烷复合瑞芬太尼用于腹腔镜胆囊切除术的镇静镇痛效果及安全性. 临床合理用药杂志, 2022, 15(13): 91 - 94.

294. 尹芳, 张铁军, 王焱林. 不同麻醉方法对口腔鳞癌患者免疫功能的影响. 中华麻醉学杂志, 2022, 42(10): 1192 - 1196.

295. 余慧强, 闫闪闪, 周侃. 静吸复合麻醉在口腔颌面肿瘤根治术同期皮瓣修复术中的应用. 中国医疗美容, 2019, 9(12): 36 - 39.

296. 周丹, 王立宽, 杨旭东, 等. 全身麻醉对患者术后肺部并发症影响的研究进展. 临床麻醉学杂志, 2020, 36(7): 715 - 718.

297. 侯增光, 何月, 刘娇, 等. 儿童口腔治疗中七氟烷吸入麻醉的疗效与安全性研究. 全科口腔医学电子杂志, 2020, 7(28): 18 - 20.

298. 马旭波, 潘守东, 胡岩. 3 种全麻方式用于儿童耳鼻喉科手术的比较. 北京医学, 2007, 29(8): 472 - 475.

299. 何若飞, 黄惠桥, 卢舒雨, 等. 全身麻醉患儿术后苏醒期躁动影响因素的 Meta 分析. 检验医学与临床, 2023, 20(3): 349 - 352.

300. 邹俊林, 罗少波, 王奇彦. 布托啡诺复合氟比洛芬酯预处理预防腰椎内固定手术苏醒期躁动的效果. 临床合理用药杂志, 2022, 15(22): 96 - 99.

301. 张云霞. 右美托咪定在预防小儿七氟烷麻醉苏醒期躁动中的应用. 吉林医学, 2022, 43(2): 468 - 470.

302. 郑叶, 赫兰蓄, 尹征, 等. 全麻复合区域神经阻滞对行口腔颌面部手术患儿术后躁动的影响. 中国实验诊断学, 2019, 23(4): 669 - 671.

303. 施英, 戚核波, 柴利国. 区域神经阻滞复合全身麻醉在小儿下颌骨骨折手术中的应用效果. 浙江创伤外科, 2020, 25(2): 344 - 345.

304. 孙贵虎. 不同麻醉方式下行鼻内镜手术治疗老年慢性鼻窦炎的效果及对应激反应的影响. 中国实用医药, 2022, 17(23): 78 - 80.

305. 聂瑞霞, 刘冰冰, 陈彬, 等. 瑞芬太尼复合七氟醚在鼻内窥镜手术中的效果. 深圳中西医结合杂志, 2019, 29(10): 182 - 183.

306. 郭瑞娟, 薛照静, 洪方晓, 等. 表面麻醉复合全身麻醉对于成人低温等离子扁桃体消融术的术后镇痛作用. 临床和实验医学杂志, 2018, 17(9): 900 - 903.

307. 孙宇鹏, 王晓光, 樊亚琴, 等. 表面麻醉联合静脉复合麻醉在咽部敏感患者声带息肉摘除术中的应用. 深圳中西医结合杂志, 2017, 27(9): 94 - 95.

308. 唐妮娜, 张俊. 探究耳鼻喉短小手术中临床应用的 B 超引导快通道麻醉术. 影像研究与医学应用, 2017, 1(8): 105 - 106.

309. 王晓娟，杨春华，高云. 控制性低血压在颅底手术中的应用. 中国现代医师，2016(18)：72－74.

310. 姜西刚，卞清明，肖刚. 右美托咪啶复合硝酸甘油在口腔颌面部肿瘤术中控制性降压的应用. 中国肿瘤外科杂志，2015(3)：177－180.

311. 陈志峰，姜虹，杨雅琼. 颌面部肿瘤切除自由瓣转移修复术麻醉. 麻醉安全与质控，2019，3(5)：258－262.

312. 霍苗，张倩，王亚峰，等. 控制性降压对鼻窦手术患者出血以及术后认知功能的影响. 陕西医学杂志，2019，48(4)：495－498.

313. 岳耀光，肖辉良，方九江，等. 局麻加控制性降压在鼻内镜下鼻内翻性乳头状瘤切除术的应用. 国际医药卫生导报，2008，14(17)：55－56.

314. 白鹏，贾东林. 药物控制性降压的最新进展. 山东医药，2012，52(4)：109－111.

315. XU N, CHEN L, LIU L, et al. Dexmedetomidine versus remifentanil for controlled hypotension under general anesthesia：A systematic review and meta-analysis. PLoS One，2023，18(1)：e0278846.

316. 杨文婧，王古岩. 五官科手术麻醉气道与循环管理的核心技术. 中华医学杂志，2022，102(21)：1559－1563.

317. 胡锐. 管芯与 Magill 钳用于经鼻气管插管的比较：一项随机对照试验. 合肥：安徽医科大学，2022.

318. 廖礼平，王曙红. 全身麻醉术后患者苏醒期并发症发生情况调查分析. 护理学杂志，2016，31(2)：61－63.

319. 黄毓婵，罗文颖，陈旭素. 全麻术后复苏期呼吸道并发症的观察及护理. 国际护理学杂志，2013，32(1)：75－76.

320. 汤灵宇，陈顺利，陈琪，等. 认知储备对普外科全麻手术患者苏醒期谵妄的影响研究. 现代医药卫生，2023，39(1)：6－11.

321. 刘立新. 全麻患者围手术期体温变化的研究. 承德医学院学报，2010，27(1)：21－22.

322. 马加海. ERAS 理念下的围术期镇痛策略//中国医师协会麻醉学医师分会2017年年会暨 2017 北京医学会麻醉学专业学术年会论文集. 北京：中国医师协会麻醉学医师2017 年年会暨 2017 北京医学会麻醉学专业学术年会，2017：304－304.

323. 金贤玉. 液体管理对老年高血压全身麻醉患者血压的影响. 中国伤残医学，2015，23(22)：184－185.

324. 宗智敏，阳世伟，张艳玲，等. 常用麻醉术后血压监测时间探讨. 岭南急诊医学杂志，2008，13(4)：315－316.

325. 姚丽丽, 严露培. 手术部位感染防控研究进展及患者参与展望. 检验医学与临床, 2021, 18(2): 273-275.

326. ALMULHIM A, ALMOMEN A, ALKHATIB A. Ectopic intranasal canine tooth in a child: a rare case report and literature review. Int J Surg Case Rep, 2019, 55: 202-205.

327. 郝丽丽, 夏忠芳, 徐忠强. 儿童鼻腔牙1例并文献复习. 中国耳鼻咽喉颅底外科杂志, 2017, 23(4): 374-376.

328. 李倩倩. 鼻内镜下治疗鼻窦炎鼻息肉的干预性护理及施行效果评定. 泰山医学院学报, 2018, 39(12): 1437-1438.

329. 曹峰, 徐明安, 周汝环, 等. 鼻内镜下多种入路治疗上颌窦囊肿. 临床耳鼻咽喉头颈外科杂志, 2018, 32(5): 386-388.

330. 孔维佳. 耳鼻咽喉头颈外科学. 2版. 北京: 人民卫生出版社, 2010.

331. 夏交, 田昊, 王伟伟, 等. 累及上颌窦牙源性囊肿经鼻内镜手术治疗及预后观察. 中国中西医结合耳鼻咽喉科杂志, 2022, 30(5): 344-351.

332. 张蓓. 鼻窦炎鼻内镜手术后引起患者睡眠障碍的原因及相关护理措施探讨. 世界睡眠医学杂志, 2019, 6(2): 201-203.

333. 吴永勤, 梁艳芳, 文晓, 等. 经口鼻联合入路机器人辅助下手术切除局限性复发鼻咽癌的手术护理配合. 全科护理, 2019, 17(15): 1859-1860.

334. 张庆泉, 张宝玉. 双入路鼻窦内窥镜下治疗上颌窦良性占位性病变(附22例报告). 山东医大基础医学院学报, 2000, 14(3): 168-169.

335. 殷操, 张颂农, 欧尧, 等. 口腔黏膜病内窥镜管理系统的开发与应用. 临床口腔医学杂志, 2003, 19(11): 696-697.

336. 杨剑少, 陈燕, 黎石坚, 等. 数字化口腔内窥镜在口腔黏膜病诊疗中的应用. 广西医学, 2009, 31(12): 1784-1785.

337. 李胡锐, 倪佳, 黄雁红, 等. 牙周内窥镜下刮治与传统刮治对龈下牙石清除效果的比较. 广东牙病防治, 2013, 21(5): 261-264.

338. 周宇, 王卓为, 王艳, 等. 口腔内窥镜在门诊牙病助疗中的作用与前景分析. 大家健康, 2014, 8(18): 95.

339. 俞创奇, 杨驰, 邱蔚六, 等. 内镜辅助慢性阻塞性腮腺炎的病因观察与药物盥洗治疗. 中国口腔颌面外科杂志, 2003, 1(3): 155-158.

340. 曹燕平, 纪维刚. 腮腺内镜的特性. 国外医学(耳鼻咽喉科学分册), 2002, 26(5): 317.

341. CHEN J, CHEN W, ZHANG J, et al. Modified Endoscope-assisted partialsuperficial

parotidertomy throuth a petroauricular incision. ORL J Otorhinolaryngol Relat Spec, 2014, 76 (3): 121 – 126.

342. 李群星，范松，张汉卿，等. 内镜辅助下经颅耳沟切口行腮腺良性肿瘤包膜外切除术. 中华口腔医学研究杂志（电子版），2016，10(6): 408 – 413.

343. 吕海丽，张秋航，严波，等. 内镜经口入路腮腺深叶多形性腺瘤切除术. 中国耳鼻咽喉颅底外科杂志，2018，24(2): 114 – 118.

344. LIN S D, TSAI C C, LAI C S, et al. Endoscope-assisted parotidectomy for benign paroted tumor. Ann Plast Surg, 2000, 45(3): 269 – 273.

345. 孙伟，黄晓明，郑亿庆，等. 内镜辅助下腮腺浅叶部分切除术与传统腮腺浅叶部分切除术的比较. 中华整形外科杂志，2009，25(4): 241 – 244.

346. 吴树浓，卢坚，邹建华，等. 内镜辅助下改良美容切口切除腮腺肿瘤. 中国中西医结合耳鼻咽喉科杂志，2014，22(4): 289 – 290.

347. 陈伟雄，王跃建，张建利，等. 耳后切口内镜辅助下腮腺良性肿瘤切除术. 临床耳鼻咽喉头颈外科杂志，2012，26(1): 34 – 35.

出版者后记
Postscript

　　科学技术文献出版社自1973年成立即开始出版医学图书，40余年来，医学图书的内容和出版形式都发生了很大的变化，这些无一不与医学的发展和进步相关。《中国医学临床百家》从2016年策划至今，感谢700余位权威专家对每本书、每个细节的精雕细琢，现已出版作品数百种。2018年，丛书全面展开学科总主编制，由各个学科权威专家指导本学科相关出版工作，我们以饱满的热情迎来了《中国医学临床百家》丛书各个分卷的诞生，也期待着《中国医学临床百家》丛书的出版工作更加科学与规范。

　　近几年，中国的临床医学有了很大的发展，在国际医学领域也开始崭露头角。以首都医科大学附属北京天坛医院牵头的CHANCE研究成果改写美国脑血管病二级预防指南为标志，中国一批临床专家的科研成果正在走向世界。但是，这些权威临床专家的科研成果多数首先发表在国外期刊上，之后才在国内期刊、会议中展现。如果出版专著，又为多人合著，专家个人的观点和成果精华被稀释。为改变这种零落的展现方式，作为科技部主管、中国科学技术信息研究所主办的中央级综合性科技出版机构，我们有责任为中国的临床医师提供一个系统展示临床研究成果的舞台。为此，我们策划出版了这套高端医学专著——《中国医学临床百家》丛书。

"百家"既指临床各学科的权威专家，也取百家争鸣之义。

丛书中每一本书阐述一种疾病的最新研究成果和专家观点，按年度持续出版，强调医学知识的权威性和时效性，以期细致、连续、全面展示我国临床医学的发展历程。与其他医学专著相比，本丛书具有出版周期短、持续性强、主题突出、内容精练、阅读体验佳等特点。在图书出版的同时，同步通过万方数据库等互联网平台进入全国的医院，让各级临床医师和医学科研人员通过数据库检索到专家观点，并能迅速在临床实践中得以应用。

在与作者沟通过程中，他们对丛书出版的高度认可给了我们坚定的信心。北京协和医院邱贵兴院士说"这个项目是出版界的创新……项目持续开展下去，对促进中国临床学科的发展能起到很大作用"。北京大学第一医院霍勇教授认为"百家丛书很有意义"。我们感谢这么多临床专家积极参与本丛书的写作，他们在深夜里的奋笔，感动着我们，鼓舞着我们，这是对本丛书的巨大支持，也是对我们出版工作的肯定，我们由衷地感谢作者的支持与付出！

在传统媒体与新兴媒体相融合的今天，打造好这套在互联网时代出版与传播的高端医学专著，为临床科研成果的快速转化服务，为中国临床医学的创新和临床医师诊疗水平的提升服务，我们一直在努力！

科学技术文献出版社

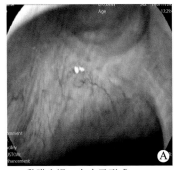 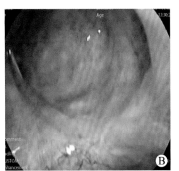

A：黏膜光滑，上皮已形成　　　　B：囊腔的深部黏膜光滑，上皮形成

彩插 1　鼻底开窗术术后半年（见正文第 40 页）

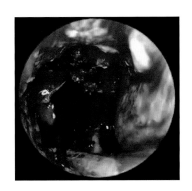 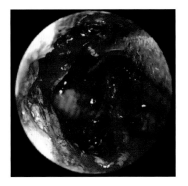

彩插 2　下鼻道入路暴露上颌骨囊肿窦底　彩插 3　动力系统开放至上颌窦底
　　　　的隆起（见正文第 45 页）　　　　　　　的隆起（见正文第 45 页）

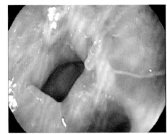 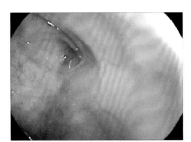

A：窦口上皮化良好，局部黏膜略肿　　　B：窦腔内黏膜光滑

彩插 4　术后 1 个月复查（见正文第 46 页）

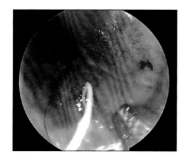

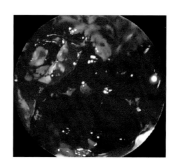

彩插 5　鼻内镜下见左侧鼻底的隆起，　　　彩插 6　鼻内镜下左侧鼻底开窗后囊肿腔内
触之软（见正文第 50 页）　　　　　　　的情况，由腔内可见通向右侧鼻底
的腔隙（见正文第 50 页）

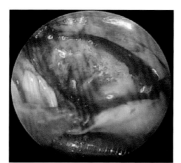

A：上颌窦底骨质部分缺损

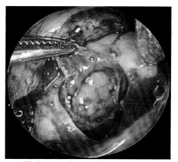

B：横向切开窦底黏膜，钝性分离后
充分暴露异物

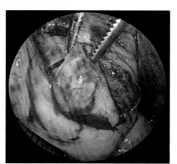

C：止血钳取出异物

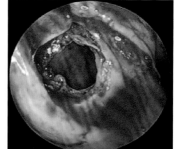

D：上颌窦内未见明显炎症

彩插 7　取出上颌窦内异物（见正文第 57 页）

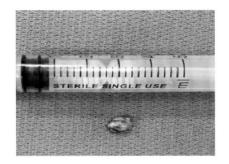

彩插8　上颌窦内异物（见正文第57页）

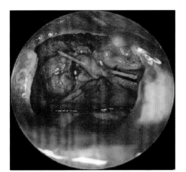

A：对位缝合上颌窦底黏膜

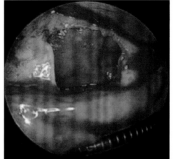

B：于窦底黏膜表面放置Bio-Gide胶原膜

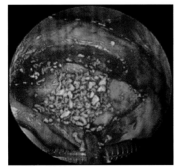

C：植入骨粉

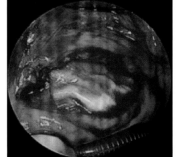

D：于骨粉表面放置Bio-Gide胶原膜

彩插9　鼻内镜辅助下进行修补（见正文第58页）

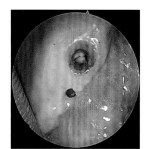

A：旋下 26 种植体后可见两个口腔上颌窦瘘

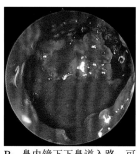

B：鼻内镜下下鼻道入路，可见位于左侧上颌窦外下壁的瘘孔，探查瘘孔与口腔相通

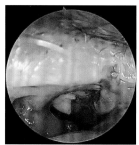

C：上颌窦底部组织瓣塞入瘘的上颌窦侧，吸收性明胶海绵置于覆盖瘘孔的黏膜表面

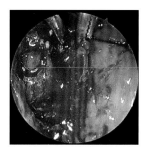

D：于 26～27 牙槽嵴顶做水平切口，翻开颊、腭侧黏骨膜瓣

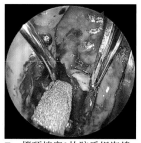

E：嵴顶填塞 3 枚胶质银海绵

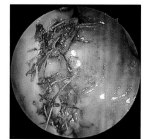

F：对位缝合切口

彩插 10　手术过程（见正文第 60 页）

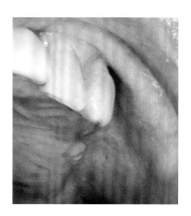

彩插 11　术后 2 个月瘘口愈合（见正文第 61 页）

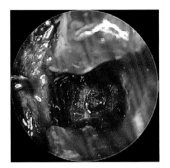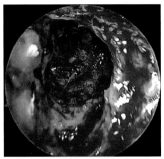

彩插 12　鼻内镜直视辅助下刮除上颌骨囊肿囊壁（见正文第 64 页）

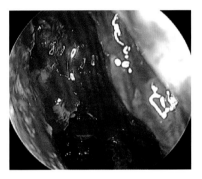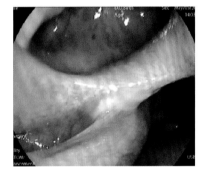

彩插 13　切除鼻窦复合体行上颌窦
开放术（见正文第 67 页）

彩插 14　术后 3 个月复查，中鼻道上颌窦
造口愈合良好（见正文第 67 页）

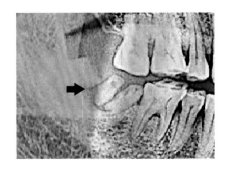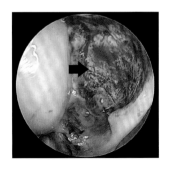

彩插 15　曲面断层：箭头方向可见 47
残根根尖阴影，诊断为 47 慢性
根尖周炎（见正文第 71 页）

彩插 16　鼻内镜：箭头方向为 47
拔牙窝，可见拔牙窝内为肉芽
组织（见正文第 71 页）

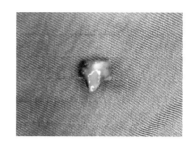

彩插 17　完整刮除的肉芽组织（见正文第 71 页）

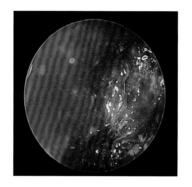

彩插 18　鼻内镜下显示的囊壁组织
（见正文第 73 页）

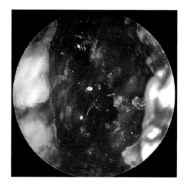

彩插 19　下颌阻生牙及周围牙瘤术腔，
可见无牙瘤残留，根方骨质完整未
损伤下颌神经管（见正文第 74 页）

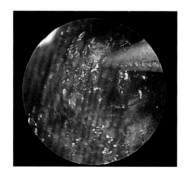

彩插 20　牙源性病损切除后上颌窦底
骨质局部缺失，窦底黏膜完整（器械
所触及的白色区域为上颌窦黏膜）
（见正文第 75 页）

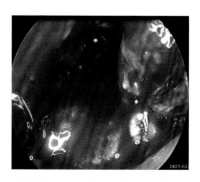

彩插 21　右上后牙根尖周囊肿切除
术后，气泡处为上颌窦瘘口，肉眼
较难分辨，内镜下可清晰显示
（见正文第 75 页）

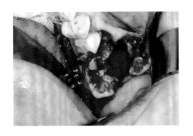

彩插 22　口内入路手术

（见正文第 82 页）

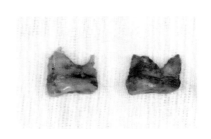

彩插 23　拔出的牙齿

（见正文第 82 页）

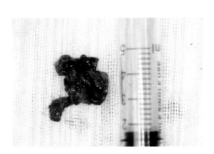

彩插 24　经口内切除的部分囊肿壁

（见正文第 83 页）

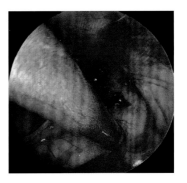

彩插 25　经囊腔向下鼻道开窗

（见正文第 83 页）

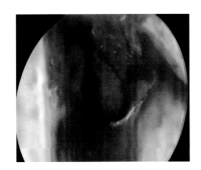

彩插 26　下鼻道开窗口

（见正文第 83 页）

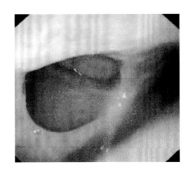

彩插 27　术后 3 个月复查示囊腔内光滑

（见正文第 83 页）

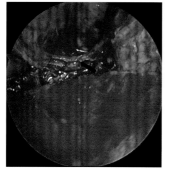 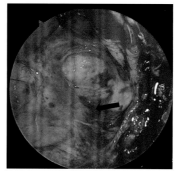

A：箭头所指方向为上颌窦后外壁　　B：箭头所指方向为上颌窦

彩插 28　鼻内镜辅助下行 Lefort Ⅰ型截骨术（见正文第 85 页）

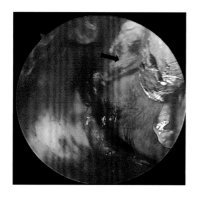 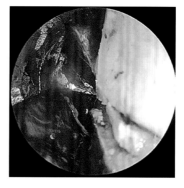

彩插 29　鼻内镜辅助下剥离鼻底黏骨膜，　　彩插 30　鼻内镜辅助下观察下颌升支

箭头所指方向为鼻腔黏膜　　　　矢状劈开截骨术的水平骨切开

（见正文第 85 页）　　　　　　　　（见正文第 85 页）

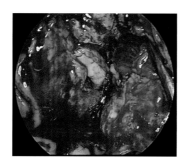 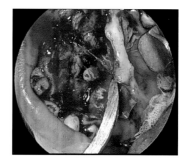

彩插 31　鼻内镜下经口切开鼻　　　彩插 32　暴露异位牙

分离异位牙周围组织　　　　　　（见正文第 94 页）

（见正文第 94 页）

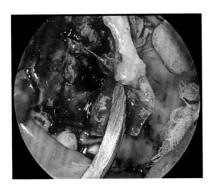

彩插 33　拔除异位牙后的腔隙
（见正文第 94 页）

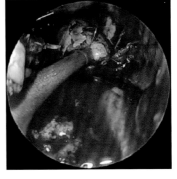

彩插 34　术中鼻内镜下分离位于
上颌窦内的鼻窦牙（见正文第 97 页）

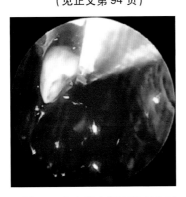

彩插 35　术中鼻内镜下拔出位于
上颌窦内的鼻窦牙
（见正文第 97 页）

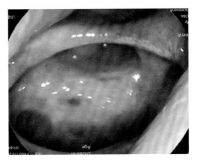

彩插 36　术后半年，经下鼻道开窗口
可见拔牙部位黏膜光滑
（见正文第 99 页）

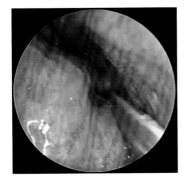

彩插 37　右侧中鼻道明显隆起，
鼻腔黏膜水肿，鼻腔狭窄
（见正文第 102 页）

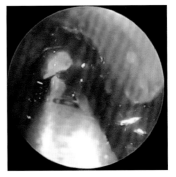

彩插 38　术中可见位于筛窦内异位牙
（见正文第 102 页）

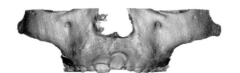

彩插 39　匹配口内扫描与 CBCT 数据
（见正文第 106 页）

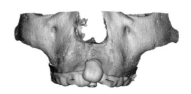

彩插 40　设计导板固位部分
（见正文第 106 页）

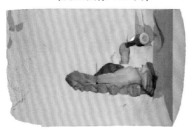

彩插 41　设计导板套筒部分
（见正文第 106 页）

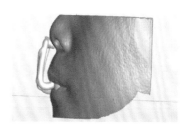

彩插 42　设计套筒部分及固位部分
的连接杆（见正文第 106 页）

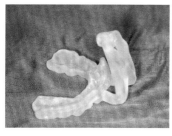

彩插 43　数字化导板 3D 打印完成
（见正文第 107 页）

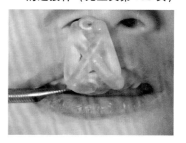

彩插 44　术中佩戴导板
（见正文第 107 页）

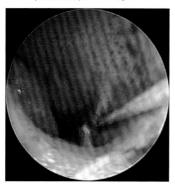

彩插 45　导板引导探针寻找多生牙位置
（见正文第 107 页）

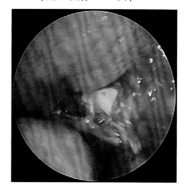

彩插 46　翻瓣暴露并挺出多生牙
（见正文第 107 页）

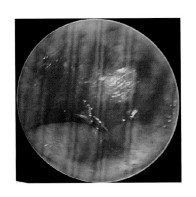

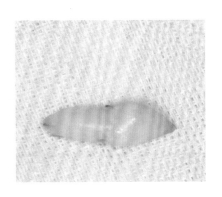

彩插 47　缝合创面
（见正文第 107 页）

彩插 48　拔除的多生牙
（见正文第 107 页）

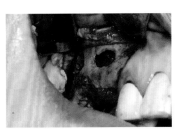
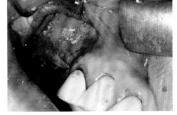
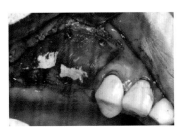
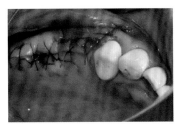

彩插 49　经侧壁开窗完整剥离窦底黏膜，植入 Bio-Oss 骨粉
（见正文第 117 页）

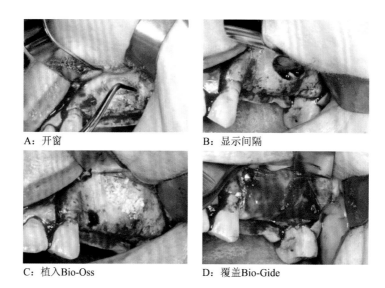

A：开窗　　　　　　　　　　B：显示间隔

C：植入Bio-Oss　　　　　　D：覆盖Bio-Gide

彩插50　上颌窦外提升植骨术（见正文第 122 页）

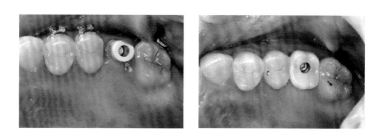

彩插51　数字化修复（见正文第 123 页）

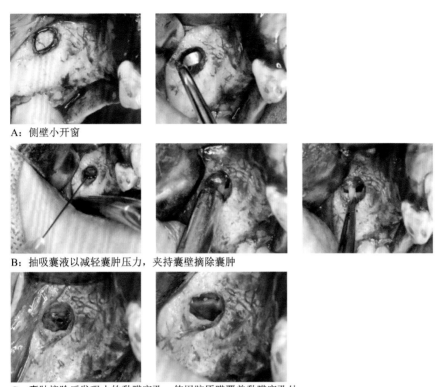

A：侧壁小开窗

B：抽吸囊液以减轻囊肿压力，夹持囊壁摘除囊肿

C：囊肿摘除后发现小的黏膜穿孔，使用胶原膜覆盖黏膜穿孔处

彩插52 经侧壁开窗入路摘除囊肿（见正文第130页）

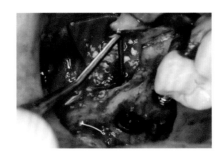

彩插53 同期行上颌窦底提升植骨＋种植术

（见正文第130页）

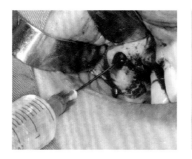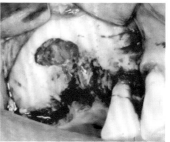

彩插54 经侧壁开窗，抽出淡黄色囊液，完整剥离窦底黏膜（见正文第131页）

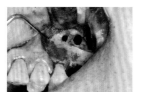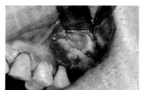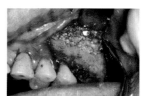

A：黏膜穿孔　　　　　　　B：覆盖胶原膜　　　　　　C：固定胶原膜

彩插55 上颌窦黏膜穿孔修补（见正文第134页）

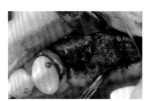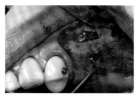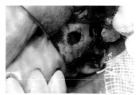

A：去除嵴顶肉芽组织　　　B：剥离窦底黏膜时破损　　C：剥离黏膜并修补嵴顶破损
　　　　　　　　　　　　　　　　　　　　　　　　　　处

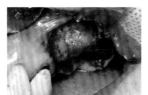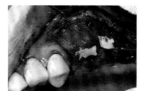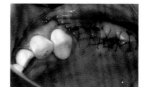

D：窦底植入骨材料　　　　E：胶原膜覆盖开窗处延伸至　F：缝合切口
　　　　　　　　　　　　　　　腭侧

彩插56 拔牙时上颌窦底穿通后黏膜修补（见正文第136页）

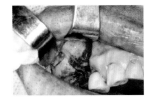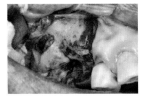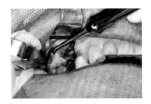

彩插 57　术中开窗后发现血管，完整剥离（见正文第 137 页）

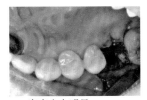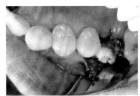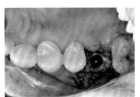

A：窦底出血明显　　　　　B：窦底置入吸收性明胶海绵　　C：取出吸收性明胶海绵，出血明显减少

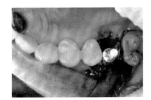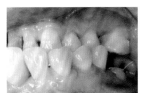

D：植入种植体　　　　　E：缝合

彩插 58　针对上颌窦内提升患者窦底血管丰富的处理（见正文第 139 页）

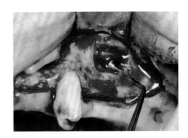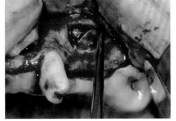

彩插 59　剥离过程出血（见正文第 140 页）

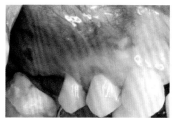
A：颊侧瘘管

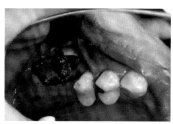
B：清创

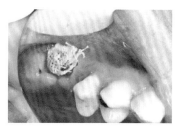
C：放置碘仿

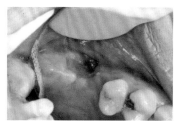
D：伤口基本愈合

彩插60　上颌窦外提升后出现感染的手术处理（见正文第142页）

扫描CBCT数据

制定手术方案

手术器械配准

精度测定

制作配准装置

数字化口内扫描

器械标定校准

种植手术

彩插61　动态导航引导种植术流程（见正文第159页）

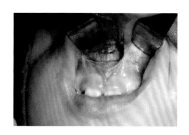
彩插62　超声骨刀行前鼻棘骨切开术
牙齿拔除术（见正文第169页）

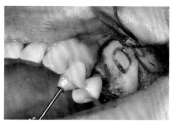
彩插63　超声骨刀侧壁开窗行
上颌窦外提升（见正文第170页）